ÉTIOLOGIE

DE

LA CARCINOSE

PAR

G. SALLE

DOCTEUR EN MÉDECINE DE LA FACULTÉ DE PARIS

AIDE-MAJOR STAGIAIRE AU VAL-DE-GRACE

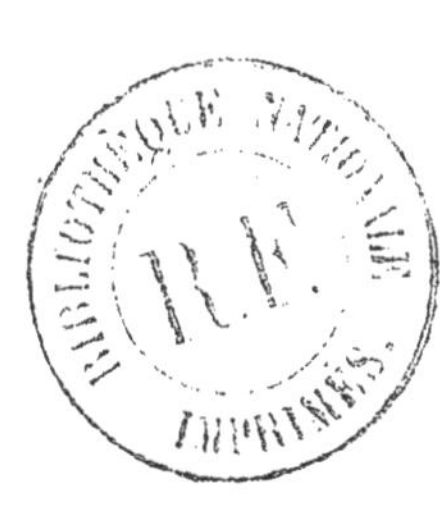

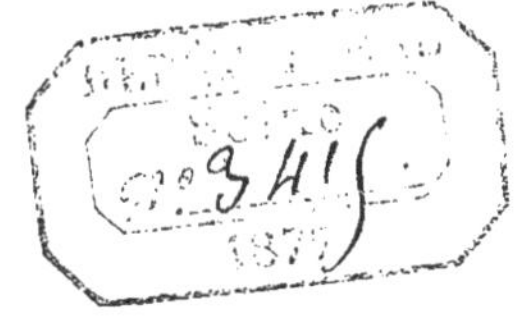

PARIS

V^{VE} ADRIEN DELAHAYE ET CIE, LIBRAIRES-ÉDITEURS

PLACE DE L'ÉCOLE-DE-MÉDECINE

1877

ÉTIOLOGIE

DE

LA CARCINOSE

« L'expérience étant une source iné-
» puisable de lumière, on ne saurait trop
» multiplier les recherches et les obser-
» vations. »

BOURGELAT.

AVANT-PROPOS

En choisissant pour notre travail inaugural un sujet aussi vaste que ce chapitre de la pathologie générale, qui traite de l'étiologie de la carcinose, nous nous sommes proposé, non pas de juger une question aussi complexe et aussi difficile, mais bien de réunir quelques-uns des nombreux documents qui ont été apportés à son édification, et malgré lesquels cette partie de l'histoire des maladies diathésiques est restée jusqu'à présent presque inconnue dans son ensemble.

Qu'il nous soit permis, avant de commencer notre travail, de donner quelques explications sur le titre que nous avons choisi, et sur la manière dont nous avons compris et présenté notre sujet.

En effet, les travaux histologiques entrepris depuis une quarantaine d'années, à la suite de Jean Müller (1838), et poursuivis avec autant de succès par l'École française que par l'École allemande, sont venus jeter un jour nouveau sur des faits depuis longtemps connus; ceux-ci ont été différemment interprétés; des faits nouveaux ont été produits, et les termes eux-mêmes ont été détournés de leur vieille interprétation. Il en est résulté une grande difficulté dans l'appréciation de quelques dénominations scientifiques importantes; et nulle entre autres n'est plus mal déterminée aujourd'hui que celle du *cancer*. Nous en sommes presque encore au même point que Peyrilhe, qui trouvait « le cancer aussi difficile à définir qu'à guérir. »

Cette expression a donc fait son temps; cependant, quoique par une sorte de convention tacite on désigne encore de nos jours, comme du temps d'Hippocrate, par le mot de cancer, toutes les productions graves au premier chef par leur récidive, leur tendance à se généraliser et à infecter l'économie tout entière ; malgré cela, disons-nous, nous avons préféré, afin qu'il ne puisse être fait aucune confusion, employer avec Virchow une sorte de néologisme, donnant au mot *Carcinose* le sens le plus général. Que si, cependant, dans le courant de notre travail nous employons le mot de cancer, le lecteur veuille bien se pénétrer de la valeur que nous prétendons y attacher, de concert avec tous les auteurs, englobant sous ce seul titre, aussi bien le squirrhe que l'encéphaloïde, le sarcome que l'épithéliome.

En nous servant du mot *Étiologie*, nous l'avons compris dans le sens le plus vaste possible ; car, vouloir décrire les causes réelles de la carcinose eût pu, et avec raison, sembler présomptueux de notre part. Nous décrirons donc surtout les circonstances au milieu desquelles peuvent naître et se développer les manifestations du cancer, si multiples et si fréquentes, que Billroth a pu dire que les carcinomes s'observaient aussi souvent que toutes les autres tumeurs ensemble.

Il nous a paru intéressant de jeter un coup d'œil rapide sur les opinions étiologiques mises en avant par les auteurs qui se sont succédé depuis Hippocrate ; nous les résumons dans un Ier CHAPITRE, aussi court que possible, qui traitera l'*historique* de la question.

Puis, quoique les causes des affections carcinomateuses, en général, soient trop peu connues pour qu'on puisse se permettre d'en faire une description didactique, nous entrerons immédiatement dans le sujet, en faisant des *causes morbides internes* (Uhle et Wagner) l'objet de notre Chapitre IIe. Ce sera un des plus importants, car nous aurons, en dehors de la grande question de l'hérédité, à nous occuper de l'influence que peuvent avoir sur le développement du cancer, les âges, les sexes, etc., toutes conditions étiologiques inhérentes à l'individu lui-même. Nous donnerons des chiffres, des statistiques, mais ce sera pour en déduire des considérations aussi précises que posible.

Dans un IIIe Chapitre, il nous faudra passer en revue les différents modificateurs biologiques : circumfusa, ingesta, etc., et traiter ainsi de l'influence des conditions hygiéniques, ou *causes externes.*

Puis, reprenant aussi haut que possible la question de *pathologie expérimentale*, nous verrons dans un IVe Chapitre les diverses tentatives d'inoculations cancéreuses qui ont été faites ; nous ajouterons notre faible contingent aux expériences passées ; puis nous verrons s'il est possible, dans l'état actuel de la science, de tirer quelques conclusions positives.

Quels sont les *rapports* que peut avoir la carcinose avec les autres états morbides ? Quelles sont ses affinités ? A-t-elle des antagonismes ? Grandes questions sur lesquelles les Ecoles ont longuement discuté, mettant en avant les théories les plus contradictoires, théories que nous exposerons, en les analysant, dans le Ve et dernier Chapitre.

Nous terminerons ainsi ce travail, imparfait et incomplet à coup sûr, mais pour lequel nous réclamons toute la bienveillance de nos juges, ayant fait tout ce qu'il a dépendu de nous pour mener à bien une tâche aussi longue et aussi difficile pour un débutant !

Cependant nous ne voudrions pas terminer cet avant-propos

sans remercier MM. les professeurs agrégés Damaschino et Liouville, à qui nous devons d'avoir mené à bien notre travail: qu'ils daignent recevoir ici l'expression de notre reconnaissance!

Que nos collègues du Val-de-Grâce et excellents amis MM. les docteurs Zœller et Schneider veuillent bien accepter aussi tous nos remerciements, pour la gracieuseté avec laquelle ils se sont toujours mis à notre disposition, pour la traduction des auteurs allemands ou anglais dont nous avons pu avoir besoin.

CHAPITRE I.

HISTORIQUE.

Il est évident qu'*Hippocrate* avait parfaitement reconnu la nature du cancer: cependant il ne fait mention dans ses *Épidémies* que de la femme de charge de Pythéas, Phaétuse, d'Abdère, qui en mourut (1). Toutefois, ayant remarqué que les femmes d'humeur morose, de caractère triste, de nature mélancolique, ainsi que celles qui étaient le plus sujettes aux suppressions utérines, étaient le terrain sur lequel se développait de préférence le cancer, il crut devoir en attribuer la cause matérielle à un *levain atrabilieux*, qui fermentait dans leurs humeurs, ainsi qu'à l'aberration du sang menstruel (2).

(1) *Epidémies*, lib. VII, 8e sect. § 32; liv. III, 6e sect. § 22. *Prénotions coaques*, 5e section § 502.

(2) Hippocrate, *De morbis mulierum*.

Hippocrate reconnaissait aussi pour causes la toux ou un dérangement du ventre ; si le cancer n'est pas congénital, il n'apparaît plus avant la puberté.

Après lui, *Galien* (1), *Celse* (2), *Arétée* (3), et presque tous les anciens, adoptèrent la même opinion. Ils firent de l'affection des descriptions exactes, mais qui ne peuvent cadrer dans un même groupe anatomique. Leur étiologie était dominée par la bile et la mélancolie.

Galien dit qu'il provient d'une humeur visqueuse et épaisse augmentant peu à peu, naissant souvent par la faute des médecins qui ont resserré ou refroidi fortement des érysipèles et des inflammations.

Celse lui assignait pour cause le mauvais état du foie ou de la rate, et dit qu'il siége surtout aux parties supérieures.

Arétée.

P. d'Egine dit qu'il tire son origine d'une bile noire, aussi est-il en général corrosif; il s'établit partout, mais surtout aux mamelles et à la matrice chez les femmes (4).

Malgré les quinze siècles environ qu'il faut sauter pour retrouver, dans *Ambroise Paré* (5), un auteur qui traite à nouveau la question; malgré, disons-nous, ce long espace de temps, nous tombons encore sur les mêmes théories : une humeur maligne et rongeante !

« La cause antécédente du chancre provient d'une manière » de vivre, produisant un sang épais, mélancolique et limo- » neux ; » et plus loin : « tout chancre est quasi incurable, » ou très-difficile à guérir, vu que, de tout son genre, est

(1) *De arte curativa*, ad Glaucon, lib. II, cap. VI, p. 762, vol. 2e. Édit. Daremberg, 1856.

(2) Celse, *De re medicâ*, lib. II, cap. 28, p. 156. Edition Nisard, 1846.

(3) Arétée, *De causa et signis morborum*, lib. I, cap. 13.

(4) Paul d'Egine, *Chirurgie*, ch. 45, p. 211. Édit. Brian, 1855.

(5) Ambroise Paré, œuvres, lib. I, page 363. Edit. Malgaigne, 1840.

» une très-mauvaise maladie, qui est ladrerie particulière. »

Ne comparait-il pas, dans son énergique simplicité, le cancer à un crabe de mer?

1680. *Dionnis*, à la même époque, grâce aux principes d'une physiologie erronée, donnait pour origine à ce mal un acide coagulant que l'on trouve, disait-il, lorsqu'on sépare les différentes liqueurs d'un sang terrestre et visqueux (1).

Plus tard, *Faget* et *Bousquet* (2), après de savantes recherches, ont cru apercevoir dans les tumeurs chancreuses une lymphe épaissie, qui s'était convertie en une sanie dévorante. Avec eux vient une suite d'auteurs qui placent la cause première dans une altération du système lymphatique. *Pelletan*, chirurgien en chef de l'Hôtel-Dieu de Paris, admet que le cancer dépend de l'altération, de l'épaississement ou de la coagulation de la lymphe, qui stagne dans la partie engorgée. *Hévin*, au contraire, combat cette opinion dans son cours de pathologie, se basant sur ce fait, que ces sortes de tumeurs ont une marche généralement lente. Il serait plus porté à en voir l'origine dans un dérangement particulier des vaisseaux des glandes, où se forment les néoplasies cancéreuses.

Gendron vient, qui rejette le levain âcre d'Hippocrate et regarde le cancer, dans son origine, comme dû à l'engorgement d'un ou de plusieurs grains glanduleux, qui peu à peu se durciraient, et deviendraient ensuite squirrheux.

Ledran aussi (3) parle du vice de la lymphe comme cause du cancer, indépendamment des coups et de la cessation des règles, qui le produisent si souvent.

Nous devons citer ici quelques-unes des théories les plus bizarres qui aient été mises en avant.

(1) Dionnis, *Cours d'opérations de chirurgie*. Paris 1773, 7e édition, p. 452.
(2) *Mémoire de l'Académie de Chirurgie*, t. I.
(3) *Mémoire sur le cancer*.

Crawford assure que le cancer dépend d'un gaz hépatique animal, de la nature de l'hydrogène sulfuré, et d'une substance qu'il croit être de l'ammoniaque. Ce qui rapprocherait beaucoup le cancer des altérations produites par la gangrène, la putréfaction.

1786. *Hunter* (1), célèbre anatomiste anglais, explique le développement des affections cancéreuses par l'existence d'un ver globuleux, nommé par lui *hydatide cancéreuse;* il alla jusqu'à admettre trois espèces de ces hydatides ; suivant lui, les unes étaient aqueuses ou sanguinolentes, les autres gélatineuses, et celles de la troisième espèce sanguines ! Ce n'était que pure supposition; aussi *Burns* et *Himly* firent-ils prompte justice de cette hypothèse, n'ayant jamais reconnu l'existence d'aucun animal dans les tissus cancéreux qu'ils soumirent à leurs recherches.

Stahl admet une certaine corruption acide ou putride; *Helvetius* attribue tout à la coagulation de quelques gouttes d'humeur dans une glande irritée.

Tourtelle, dans ses éléments de médecine; dit que le cancer dépend d'un dérangement qui a lieu dans un organe principal, et qu'il est l'effet d'un effort spasmodique local, agissant sympathiquement sur une autre partie du système.

Lieutaud (2) en attribue la formation à une humeur mélancolique chez la femme de 45 à 50 ans; *Richerand* (3), à la coagulation des matières concrescibles contenues dans les voies de circulation des glandes ou ganglions lymphatiques.

Bell (4), chirurgien anglais d'un certain renom, nie l'existence d'un fluide âcre circulant dans nos humeurs. Pour lui les accidents externes, les traumatismes seuls peuvent produire,

(1) Hunter, œuvres trad. Richelot, 1839, t. I, p. 690.
(2) Lieutaud, *Précis de la médecine pratique*, 1761, p. 424.
(3) Richerand, *Nosographie chirurgicale*, 1821, t. I, p. 520.
(4) Bell, *Traité des ulcères*, traduit par Bosquillon, 1803, p. 197.

sur certaines parties, un effet tel, qu'il se forme alors une matière aussi âcre que celle du cancer.

Jusqu'à présent nous n'avons rencontré dans les auteurs que des suppositions, et quelles suppositions! Rien ne nous en est resté, elles n'ont servi en rien au progrès des connaissances étiologiques du cancer. Nous entrons maintenant dans une autre phase d'hypothèses, basées cette fois sur l'expérience et sur les recherches; nous verrons que parmi celles-là nous en avons retenu ; les unes, qui aujourd'hui encore tiennent le premier rang entre toutes ; d'autres sur lesquelles le jour n'est pas encore fait : j'ai désigné la diathèse, l'antagonisme et la dégénérescence, qui pourraient imprimer à une tumeur quelconque le caractère malin spécifique du cancer.

Pouteau (1) admet deux grandes origines du cancer, l'une externe, l'autre produite par un vice intérieur. Ainsi par exemple : un coup est porté ; il y a déchirure vasculaire, épanchement sanguin, en un mot ecchymose. Ce sang épanché se dissout, il devient âcre, irrite les filets nerveux autour desquels il se répand, puis fait naître une petite tumeur, qui, avec le temps, acquiert une dureté assez considérable. « Effets plus » difficiles à prévenir, si le sang, avant la contusion, péchait en » qualité, ou si les nerfs avaient une sensibilité vicieuse. »

1774. *Peyrilhe* (2) repousse l'idée d'une diathèse primitive. Il existe, selon lui, un certain mouvement spontané qui, une fois né dans une concrétion glandulaire, ne s'arrête que quand la masse des humeurs extravasées est transformée en un ichor putride âcre et corrosif.

Sabatié (3) pense que les manifestations cancéreuses sont la suite fréquente d'engorgements laiteux, de coups reçus, mais,

(1) Pouteau, *Recherches sur le vice cancéreux*, 1760.

(2) Peyrilhe, *Dissertatio de cancro* (Mémoire couronné par l'Académie de Lyon), 1774.

(3) Sabatié, *Médecine opératoire*, t. III, 1832, p. 361.

plus ordinairement, l'effet de dispositions intérieures qui se développent à l'approche de la cessation des règles.

Selle (1) n'ose pas décider si le cancer est une affection purement locale, ou s'il dépend de quelque virus particulier préexistant dans les humeurs.

Roux (2) a émis des propositions importantes, et je crois nécessaire de transcrire ici celles qui nous intéressent le plus particulièrement. « Le cancer est constamment précédé de quelque » altération organique, dont il constitue un mode spécial de » dégénérescence. »

— « Le cancer, affection identique et toujours la même, est » tout à fait inconnu dans sa nature. »

— « Quoique le cancer ne puisse affecter primitivement qu'un » petit nombre de parties, il s'étend cependant, et se propage, » à mesure qu'il fait des progrès, à beaucoup d'autres parties » différentes, qui ne sont pas disposées à être son siége primitif. »

Bayle (3) pense que le cancer est une maladie primitive, de nature spéciale, et que si, chez un même individu, il se trouve uni à d'autres dégénérations organiques, cela ne prouve nullement que l'une soit une transformation de l'autre. C'est une simple coïncidence !

Quand nous traiterons cette question de l'antagonisme, nous verrons ce qu'il faut prendre de cette hypothèse.

Pour *Marc-Antoine Petit* (4), il y a trois groupes de causes, donnant trois sortes de cancers : — 1° Traumatismes, maladies laiteuses, irrégularité du flux menstruel; — 2° Age critique; —

(1) Selle, *Médecine clinique*, 1787, t. I, p. 217.

(2) Roux, *Mélanges de chirurgie et de physiologie*, 1809, p. 148 et 149.

(3) Bayle, *Recherches sur la phthisie pulmonaire*, p. 304. 1810.

(4) M. A. Petit, *Discours sur les maladies observées à l'Hôtel-Dieu de Lyon*.

3° Vice scrofuleux. Cette dernière classe est la cause la plus fréquente.

Fearon (1), à l'exemple de *Boerhaave* (2), regarde l'inflammation des parties glanduleuses comme la cause fréquente du squirrhe.

Boyer (3) voyait dans les traumatismes, coups ou chute, la cause habituelle des cancers, ces accidents, mal traités, pouvant produire à la fin une infection générale.

Biessy (4), chirurgien de l'Hôtel-Dieu de Lyon, admet, comme Petit, trois sortes de cancers, avec causes différentes, mais qui ne sont plus les mêmes que celles de cet auteur. C'étaient : — 1° Les changements survenus dans les propriétés organiques d'une glande ; — 2° La diathèse cancéreuse ; — 3° La dégénération particulière d'une tumeur qui n'avait, au début, aucun caractère de tumeurs cancéreuses.

Terrier (5), cité par *Pinel* (6), pense que le cancer attaque les deux sexes, dans la proportion de 10 femmes contre 1 homme ; — que le cancer est de nature inconnue ; — qu'il n'est, dans le principe, qu'une maladie locale pouvant constituer dans quelques cas une maladie générale ; — le produit de la suppuration chancreuse est un virus, mais il n'est pas démontré qu'il préexiste dans les humeurs.

Strack (7) donne au cancer, surtout à celui des mamelles, une série de causes que nous ne ferons qu'énumérer : l'inflam-

(1) Fearon, A *Treatise on cancers*, 1790.

(2) Boerhaave, *Aphorismes de chirurgie*, n° 492. *Commentaire de Van Swieten*, 1778, t. V, p. 363.

(3) Boyer, *Clinique externe à la Charité*, 1803.

(4) Biessy, *Considérations physiologico-médicales sur le cancer, avec tumeur primitive*, 1806.

(5) Terrier, *Observations sur le cancer*, 1806.

(6) Pinel, *Nosographie philosophique*, 1818.

(7) Strack, *Annales de la société de médecine pratique de Montpellier*, t. IV.

mation, la contusion, l'épaississement de la lymphe, les boissons styptiques, les fièvres intermittentes, la syphilis, le virus arthritique, la goutte, la croûte de lait, la galle, les écrouelles, toutes affections aussi dissemblables que possible, mais sur quelques-unes desquelles nous aurons cependant à revenir dans le courant de notre travail.

Baumes (1) admet un virus cancéreux, une diathèse cancéreuse. *Vigaroux* (2), un autre professeur de Montpellier, émet une opinion toute contraire. Pour lui, la seule cause est le mouvement accéléré ou retardé de la lymphe dans les vaisseaux, sous l'influence de compressions, contusions, frottements, usage inconsidéré de topiques répercussifs, résolutifs, stimulants (influences externes), ou bien d'un mauvais régime, aliments crus, eau froide, abus alcooliques, défaut d'exercice, dessiccation d'un ulcère extérieur (influences internes).

Choppart et *Desault* (3) sont du même avis que l'auteur précédent.

En somme, jusqu'en 1812, deux idées ou théories seulement se sont partagé le domaine étiologique de la carcinose : — 1° Le cancer dépend d'un vice dans les humeurs. Il y a une infection générale et préexistante, une diathèse ; — 2° Il n'y a aucun virus circulant dans le sang. Le cancer est une maladie purement locale dans le principe, et ne donnant lieu à une diathèse cancéreuse que par les progrès plus ou moins rapides d'une suppuration devenue « acrimonieuse. »

A côté de cette existence ou de cette non-existence d'une diathèse sont venues se placer les causes occasionnelles : traumatismes, troubles menstruels, etc., qui vont bientôt nous occuper.

Depuis, nous avons eu les grands noms des premières années

(1) Baumes, *Annales de la société de médecine pratique de Montpellier*.

(2) Vigaroux, *Maladies des femmes*.

(3) Desault, *Traité des maladies chirurgicales*, 1803, t. III, p. 413.

de ce siècle, Laënnec, Andral, Cruveilhier, Lebert et Velpeau, qui n'admettaient pas la diathèse et défendaient, avec beaucoup de chirurgiens, l'opinion que le cancer était une affection primitivement locale.

Bonnet, de Lyon, au contraire, pense qu'il faut admettre une diathèse préexistant à toute manifestation locale. Et il se base sur les troubles qui apparaissent dans les fonctions cutanées, précédant le cancer, au sein, par exemple, ainsi que dans l'abaissement de la calorification normale de la région, ce qui serait dû à une insuffisance de la circulation capillaire.

Plus près de nous, Virchow, Gubler, Robin et tant d'autres se sont occupés de très-près de la carcinose. Nous ne dirons rien, dans ce chapitre, de leurs travaux, nous réservant de les mettre en avant chaque fois que le besoin s'en fera sentir dans le courant de notre travail.

CHAPITRE II.

CAUSES INTERNES.

Influence des conditions étiologiques inhérentes à l'individu lui-même.

L'étude des causes internes est, sans contredit, la partie la plus intéressante, pour le médecin, de l'étiologie de la carcinose. Il nous faut avouer cependant que nous n'avons sur ce point, comme sur bien d'autres, que des notions peu exactes, ou tout au moins peu complètes.

Cependant, nous n'en sommes plus au même point que Velpeau, qui nous a laissé cette phrase décourageante : « Pour ceux qui ne veulent pas se repaître d'illusions, ou se payer de mots vides de sens, le mieux est d'avouer que la science ignore encore complétement la nature de la cause prédisposante du cancer (1). »

Notre travail sera donc surtout une œuvre de critique, notre expérience personnelle ne nous permettant pas de juger la question.

Nous examinerons successivement la part qu'il faut attribuer aux âges, aux sexes; quels sont les organes le plus souvent atteints, et quel est l'âge d'élection du cancer dans ces derniers; la grossesse, la constitution jouent-elles quelque rôle, et lequel; enfin viendra la question de l'hérédité, qui semble dominer toute la scène morbide.

Disons, avant de commencer, que les recherches statistiques que nous avons faites portent sur trois années seulement, 1861, 1862 et 1863; le temps ne nous ayant pas permis de les pousser plus loin. Tous les renseignements sont tirés de la Statistique des hôpitaux de Paris, publiée par les soins de l'Assistance publique. Nous savons que, généralement, il ne faut pas prendre ces statistiques à la lettre, car il se glisse toujours des erreurs, quelque soin qu'on mette à faire les relevés des bulletins statistiques remplis par les médecins traitants. De plus, dans nombre de cas, les malades succombent à quelque autre affection intercurrente, et par suite, la carcinose peut ne pas figurer, avec sa fréquence, sur les listes de décès. Cependant, comme les tableaux de ces trois années sont très-détaillés et ne présentent pas de chiffres en contradiction trop grande avec ceux admis jusqu'à présent par les différents auteurs, nous avons cru qu'il serait bon d'apporter notre faible contingent aux chiffres déjà publiés.

Le cancer est une maladie de tous les *âges;* non pas qu'il se rencontre avec autant de fréquence dans l'enfance que dans

(1) Velpeau, *Maladies du sein.* Paris, 1854.

l'âge adulte ou dans la vieillesse ; mais on le peut trouver à tout âge, même chez le fœtus ; le professeur Friedereich en a rapporté un cas, nous en reparlerons plus loin.

C'est donc à tort que Gendrin (1) a pu dire que *jamais* le cancer ne se manifestait dans les premières années ; il se basait, pour défendre son opinion, sur la prépondérance, à cet âge, de l'activité de la circulation et des fonctions nutritives. Les âges ont pour lui la propriété de ret nir les maladies à l'état d'incubation : « Potest fieri ut seminia morborum primis staminibus » confermentatæ silentio per puerum, mutatione sanguinis » lymphæque per ætatem factam, actuatu in morbum erum- » pant. »

Et pour prouver l'influence préservatrice de l'activité nutritive, il mettait en parallèle le cancer et la tuberculose. Il est à remarquer, en effet, que ces deux affections se comportent d'une manière directement opposée quant aux âges, la carcinose répondant aux conditions de l'atrophie des organes par cessation des fonctions. « A cette époque le système veineux » tend à devenir prédominant, tandis qu'à l'âge ou surviennent » les tubercules, la vie se distingue par une expansion plus » prononcée de l'appareil artériel. »

Quoi qu'il en soit de cette explication, vraie dans le fond, il n'en existe pas moins des cas, assez nombreux même, où la carcinose s'est attaquée à de jeunes enfants. On en trouve même des exemples dans les auteurs du commencement de ce siècle : Lassus et Dubois avaient vu deux enfants, l'un de cinq, l'autre de six ans, atteints de cancer à l'œil ; Bridault affirme avoir guéri un cancroïde de la lèvre chez un enfant de sept mois. Cette dernière observation peut cependant être mise en doute, la guérison ayant été obtenue par l'usage des cataplasmes de carottes !

L'âge auquel il apparaît semble exercer sur lui une influence

(1) Gendrin, *Thèse* d'agrégation : *Influence des âges sur les maladies*, 1840.

assez marquée, tant au point de vue de la forme qu'à celui de la marche. Plus il paraît tôt, en effet, plus sa rapidité de développement augmente.

La fréquence des cas est à peu près égale de 0 à 20 ans; elle augmente de 30 à 40, pour atteindre son summum de 50 à 70 ans. Ces chiffres ne sont qu'approximatifs, et résument assez bien les chiffres différents donnés par les diverses statistiques.

Dans les 10 premières années le cancer est plus fréquent que dans les 10 suivantes, mais cette fréquence se fait surtout sentir dans les 5 premières. Puis la proportion va en croissant de plus en plus de 30 à 70 ans, en faisant un saut très-marqué entre chacune des périodes. A partir de 70 ans, le nombre en décroît, pour devenir rare vers 80 ans, et disparaître à partir de 90.

Le cancer chez l'enfant est donc plus fréquent qu'on ne croit; ainsi sur les 3,144 cas de décès par cancer rapportés dans la statistique de Breslau, on en trouve 26 de 0 à 10 ans, dont 11 de 0 à 1 an. — Moore, sur 60,196 décès pour l'Angleterre, n'en signale que 559 cas dans les 5 premières années, dont 178 pour la première. — Cette mortalité présente un fait important à signaler, c'est qu'elle semble diminuer; ainsi de 1851 à 1855, toujours suivant Moore, 361 enfants au-dessous de 5 ans sont morts de carcinome, tandis que de 1855 à 1861, ce nombre est descendu à 198.

La statistique de Lebert (1), portant sur 377 cas, en donne 13 jusqu'à 10 ans, dont 7 de 0 à 5. — Marc d'Espine (2), pour une période de 13 années sur lesquelles roule sa statistique, n'a trouvé que 2 cas, de 3 à 10 ans, sur 889 décès. Pour le même nombre de décès, observés en Angleterre en 1847, on en

(1) Lebert, *Traité pratique des maladies cancéreuses*, 1851.

(2) Marc d'Espine, *Essai critique et analytique de statistique mortuaire*, 1858.

trouve 9 de 0 à 3 ans, et 8 de 3 à 10 ans. Enfin la statistique des hôpitaux de Paris n'a pu, sur un total de 22,531 décès, nous fournir que *trois* cas. Elle est évidemment insuffisante sur ce point.

Voyons la proportion pour mille, dans chacun de ces cas; il sera alors bien plus facile d'établir une comparaison entre eux. Les chiffres de Breslau nous donnent 8,26; ceux de Lebert 34,5; ceux de Marc d'Espine 2,5 et ceux relatifs à l'Angleterre 19,1. — D'où vient le grand écart qu'on trouve entre les statistiques de Lebert et de Marc d'Espine? Probablement de ce qu'elles n'ont pas été faites avec le même soin par les deux médecins. Pour notre part nous serions plus porté à nous rapprocher du nombre fourni par l'auteur génevois, vu le grand soin avec lequel il a travaillé cette question, et aussi parce que son chiffre paraît se rapprocher plus de la vérité.

Voici d'ailleurs les résumés des statistiques que nous avons pu recueillir.

NOMS.	0 à 5	5 à 10	10 à 20	20 à 30	30 à 40	40 à 50	50 à 60	60 à 70	70 à 80	80 à 90	90 à 100	TOTAUX.
Angleterre (1) 1847	9	8	9	29	73	167	232	203	122	33	4	889
Marc-d'Espine, 13 années.......	»	2	1	12	64	141	208	255	156	47	3	889
Breslau, 1851-1861	16	10	17	72	231	572	909	947	348	21	1	3144
Lebert, —	7	6	9	20	60	93	89	75	26	2	»	377
Hôpitaux de Paris 1861-1863 (2)...	»	1	14	84	332	498	455	211	129	2	»	1726
TOTAUX...	32	27	50	217	760	1471	1893	1691	781	105	8	7225

(1) Les décès anglais se montaient à 4686; ils ont été réduits à 889 pour pouvoir être comparés à ceux de Genève.

(2) Sont compris, dans cette statistique, tous les cas de cancer qui ont été traités en médecine.

De l'inspection de ce tableau on peut conclure que le maximum de fréquence est entre 50 et 60 ans, quoique d'après Marc d'Espine et Breslau il soit au delà, entre 60 et 70, et d'après Lebert et Paris en deçà, entre 40 et 50.

La diminution se fait presque dans la même proportion que pour la montée; ainsi de 60 à 70 la mortalité est aussi forte que de 40 à 50 ans. La ressemblance est bien plus marquée entre les deux périodes 70 à 80, 781 cas, et 30 à 40, 760 cas.

Nous voyons donc vérifié le fait, que nous constations au début de notre chapitre, de la présence possible du cancer à tous les âges, se manifestant, bien entendu, d'une manière inégale. Nous avons vu, avec Gendrin, que cette influence de l'âge semble subordonnée à la diminution de l'activité des fonctions nutritives : pourquoi, se demandera-t-on maintenant, y a-t-il prédominance des localisations dans les divers organes aux différentes époques de la vie? Comment se fait-il, par exemple, que le rein soit l'organe le plus souvent attaqué dans l'enfance ? aurait-il donc à cette époque une activité fonctionnelle moins grande qu'à l'âge adulte, où le cancer du rein est relativement plus rare? Il est vrai que l'utérus est atteint du carcinome surtout vers l'époque de la ménopause; or à ce moment la physiologie nous apprend que l'échange respiratoire se fait, chez la femme, avec un peu plus d'intensité que pendant son activité génésique ; par conséquent les fonctions nutritives, au lieu de diminuer, sembleraient augmenter !

En face de ces difficultés, puisque les statistiques ne peuvent pas nous aider à résoudre ce problème, nous croyons sage de ne point formuler de conclusions trop précises, que la science, au point où elle en est aujourd'hui, ne serait pas en état de soutenir.

La question de l'*influence du sexe* est tout aussi délicate à apprécier, difficile à trancher, que celle relative à l'influence de l'âge. Il ne suffit pas, en effet, de montrer quel sexe l'emporte sur l'autre, au moyen des données statisques; il faut voir si les manifestations diathésiques convergent toutes vers les organes « dominants », comme disait Bordeu; il faut rechercher si les organes semblables sont inégalement atteints, en particulier les organes de la génération, se basant, pour ces recherches, sur les analogies que l'anatomie pathologique a établies entre ces derniers. C'est ce que nous nous proposons de faire; après quoi, retranchant de part et d'autre les cas rencontrés dans les organes génitaux, nous mettrons en parallèle les résultats de la statistique; puis nous étudierons, autant que nos documents pourront le permettre, l'action de l'état de puerpéralité sur la naissance ou la marche de la carcinose.

Les données générales sur l'influence du sexe dans la production des manifestations cancéreuses indiquent toutes une prédominance assez marquée chez la femme.

Littré (1) le déclare nettement dans son article *cancer*; mais Delpech (2) croit que les supputations comparatives qu'on peut faire rendent cette différence tout au moins douteuse, et il pense qu'on n'a été conduit à admettre cette fréquence, que parce qu'on est à même d'observer, à une période de la vie des femmes, un nombre de cancers plus considérable qu'à la même période chez l'homme.

Mais ce n'est pas là la manière de voir de tous les auteurs, ou tout au moins de la majorité; et il nous est facile d'apporter, à l'appui de cette opinion, des documents assez nombreux; les chiffres ont entre eux des différences assez notables, mais le fait à prouver en général y trouve néanmoins une démonstration évidente. Ainsi Breslau, sur 3,144 décès par cancer, nous donne :

	1584 femmes,		1560 hommes
soit :	51 %	et	49 %

(1) Littré, *Dict. de médecine*, t. IV, 1096.
(2) Delpech, *Maladies chirurgicales*, t. II, 1843.

La proportion, à 2 0/0 près, est la même; il n'en est plus ainsi dans les statistiques des autres auteurs :

Marc d'Espine donne :

Femmes, 65 0/0 Hommes, 35 0/0

Virchow s'en éloigne peu :

Femmes, 55 0/0 Hommes, 45 0/0

Moore, faisant porter sa proportion sur 1,000, nous donne :

Hommes...	de 17 à 22
Femmes...	de 40 à 49

Simpson cite, dans ses *Cliniques*, 11,662 décès par cancer dans une période de cinq ans, de 1838 à 1842, en Angleterre ; ils se répartissent en :

	2916 décès d'hommes	pour	8746 décès de femmes
soit :	25.9 0/0	contre	74.1 0/0

La statistique de Lebert (1) se rapproche bien plus que toutes les autres de celle de Marc d'Espine; ses 349 cas se répartissent ainsi :

	218 femmes	131 hommes
soit une proportion de :	62 %	38 %

En 1856, M. Leroy d'Etiolles a présenté à la société médicale de la Seine (séance du 2 mai) une statistique roulant sur 2,781 cas de cancer, qu'il avait, ou observés lui-même, ou reçus de 185 médecins, tant français qu'étrangers (2). Ces cas se répartissaient ainsi :

2148 pour les femmes,	soit : 77 0/0
633 pour les hommes,	soit : 33 0/0

(1) Lebert, *loco citato*.
(2) *Gazette hebdomadaire*, 1856, p. 404.

Si maintenant nous consultons le résultat de nos recherches sur les hôpitaux de Paris, nous trouvons, de 1861 à 1863 (trois années) 1,725 cas observés en médecine dans les hôpitaux généraux, cas qui se divisent en :

1861	571 cas,		hommes 200	femmes	371
1862	594 —		— 171	—	423
1863	561 —		— 173	—	388
	1726 —	dont	— 544	—	1182
Soit une proportion de :			31,5	et	68,5 0/0

Nous sommes encore ici d'accord avec tous les auteurs. La femme serait donc deux fois plus sujette que l'homme au cancer. Cette fréquence s'explique facilement grâce à la prépondérance numérique des cancers de l'utérus et du sein : c'est là une opinion qu'on trouve formulée dans Hirsch, Breslau, Lebert. Pour Bruch, il existe une autre explication, qu'il trouve dans « la prédisposition énorme des organes sexuels, et dans l'état » social et la vie de famille en France. » Pourquoi l'auteur s'en prend-il à la France ? Qu'offre de particulier la vie de famille dans notre pays ? Cette opinion n'a rien de fondé, et comme elle ne s'appuie sur aucune preuve, nous la rejetons.

La fréquence du cancer chez la femme est bien moins grande,

NOMS D'ORGANES.	HOPITAUX DE PARIS.		MIDDLESEX HOSPICE	
	h.	f.	h.	f.
Cancer du poumon.	5	2	2	»
— œsophage...	2	»	2	1
— estomac....	379	262	6	3
— intestin.....	29	26	3	2
— rectum.....	48	19	4	7
— foie........	100	91	»	2
— pancréas ...	3	3	»	»
A reporter...	536	403	17	15
Report ...	536	403	17	15
Cancer vessie......	2	2	»	»
— org. génitaux (femmes) ..	»	765	»	171
— org. génitaux (hommes)..	20	»	12	»
— seins.......	1	242	1	191
TOTAL...	559	1412	30	377

l'influence du sexe moins marquée, si on ne tient compte que des organes atteints, mis en parallèle. Nous allons condenser dans un tableau, et nos chiffres, et ceux de Sibley se rapportant, eux, aux cancers primitifs observés à Middlesex-Hospital de 1853 à 1856.

Si nous interprétons ce tableau, nous voyons que le cancer des organes génitaux de la femme et des seins représente 93 0/0 des cas observés à Middlesex-Hospital, et 51 0/0 des cas de Paris, tandis que, si on les retranche, ainsi que les organes génitaux de l'homme, on a la proportion :

Hôpitaux de Paris :	hommes 57 0/0	femmes 43 0/0
Middlesex-Hospital :	— 53 0/0	— 47 0/0

C'est-à-dire que les termes sont renversés. Par conséquent, il nous paraît clairement démontré que le sexe féminin ne doit sa plus grande mortalité, par le cancer, qu'à ses organes génitaux. On a dû remarquer, du reste, que cette localisation était bien plus rare chez l'homme, tandis qu'on rencontre plus souvent chez lui le cancer de la langue, de l'estomac, des reins, des os.

Lorsqu'on tient compte de l'âge et du sexe tout à la fois, on arrive à un même résultat général, toujours la prédominance chez la femme ; mais les statistiques que nous avons pu réunir divergent sur bien des points de détail.

Marc d'Espine répartit ainsi ses 889 cas :

	0-10	10-20	20-30	30-40	40-50	50-60	60-70	70-80	80-90	90-100	
Hommes :	1	»	2	23	42	92	88	53	17	»	318
Femmes :	1	1	10	41	99	116	167	103	90	3	571
Différences en plus pour la femme :	»	1	8	18	57	24	79	50	73	3	253

S'il fallait conclure de l'examen de cette différence, on serait fort embarrassé, car elle n'offre rien de bien tranché ; si on la compare à celle rapportée par M. Hénocque (1), on voit combien elle en diffère.

	Hénocque	Marc d'Espine
20 à 30 ans pour 100 hommes	148 femmes	178
30 à 40 — — —	148 —	235
40 à 50 — — —	126 —	126
50 à 60 — — —	106 —	189
60 70 — — —	80 —	194

Les cas de 40 à 50 ans sont les mêmes; mais, au lieu de diminuer, ceux-ci vont en augmentant dans la statistique de Marc d'Espine et s'éloignent ainsi de ceux de la première, qui semble et doit être dans le vrai.

Cette plus grande fréquence de la carcinose, dans le sexe féminin, se fait-elle remarquer aussi dans l'enfance? Nous n'avons rien trouvé dans les divers ouvrages, que nous avons consultés sur ce sujet, qui nous autorise à conclure pour ou contre. Les trois cas, relevés par nous dans la statistique des hôpitaux d'enfants, appartiennent bien, il est vrai, à des filles, mais on ne peut raisonnablement pas tirer des conclusions légitimes d'un nombre de faits aussi restreint.

Nous pensons donc qu'on peut déduire de ce qui précède que le sexe féminin est plus sujet aux affections cancéreuses que le masculin, non-seulement parce que les organes génitaux de la femme sont infiniment plus sujets aux cancers que ceux de l'homme, mais parce que, par sa nature même, la femme est plus disposée que l'homme à contracter une affection cancéreuse; mais que cependant, comme nous l'avons fait remarquer plus haut, quelques organes sont plus facilement atteints chez l'homme que chez la femme. Et, retournant la phrase de M. Peter (2) à propos de la tuberculose, nous dirons : « Si les femmes « sont plus fréquemment cancéreuses que les hommes, c'est à

(1) Hénocque, art. *Carcinome* in. *Dict. Encyclopédique*.
(2) Peter, *Clinique méd.*, t. II, *La phthisie pulmonaire*, 1873.

leur sexe qu'elles doivent ce fâcheux privilége : leur utérus y est pour tout, leurs conditions sociales n'y sont pour rien.

L'influence de la grossesse sur la marche de la carcinose est assez bien connue aujourd'hui ; il est vrai de dire que jusqu'à présent on ne s'est occupé que du cancer de l'utérus. Dans ce paragraphe, quand nous parlerons du cancer, il est donc convenu que nous entendrons cette localisation, qui du reste est le plus directement en cause dans l'état de puerpéralité.

Mais d'abord, si l'utérus était malade depuis quelque temps déjà, la fécondation pourrait-elle se faire quand même? Il nous suffira de citer Becquerel, Velpeau, Courty qui l'admettent sans hésitation, pour que le fait semble possible à tout le monde. Il est bien entendu que si la néoplasie était arrivée à la période ulcérative la fécondation deviendrait impossible. Cette courte explication donnée, voyons si, oui ou non, la grossesse active la marche du cancer.

Certains auteurs, et des mieux autorisés en la matière, tels que Courty, Aran, Scanzoni ont prétendu que la grossesse ralentissait la marche du cancer, mais qu'après l'accouchement, ce travail s'accélérait. Ce sujet avait attiré l'attention de Mauriceau, ainsi qu'on peut s'en convaincre en lisant l'observation LXXXV, du tome II de son traité sur les Accouchements. Ici il faut examiner deux cas qui peuvent se présenter : ou bien le cancer s'est développé seulement dans le cours de la grossesse, et alors il affecte une marche plus ou moins rapide; ou bien il existait déjà, avant la grossesse, auquel cas ses progrès se trouvent modifiés d'une façon très-variable. Ainsi Cohnstein (1) rapporte une série de treize cas, dans laquelle il y eut :

3 fois de l'exacerbation;
6 — aucune aggravation notable;
4 — un temps d'arrêt.

(1) Cohnstein, *Ueber die complication der Schwangerschaft und Geburt mit Gebärmutterkrebs*, in *archiv für Gynækologie*, t. V, fas. 2. Berlin, 1873.

Chez huit femmes ayant déjà accouché une première fois avec un cancer de l'utérus, une seconde grossesse amena cinq fois l'exacerbation; les trois autres observations sont incomplètes.

Dans certains cas on a vu le cancer faire des progrès rapides dans sa marche, — Calmels (1), — et nous en trouvons des exemples dans la thèse de M. Mathieu et dans la *Gazette médicale* de Paris, où M. Miller nous montre une femme succombant au moment même de l'accouchement.

M. Watille (2) a réuni 72 cas de cancer de l'utérus, sur lesquels 47 fois la mère mourut pendant le travail; sur 75 autres cas, 41 fois elle mourut après la délivrance, dans un espace de temps qui n'est pas spécifié. Par conséquent la proportion est à peu près la même. Aussi sommes-nous porté, en présence des faits de M. Cohnstein, non contredits par ceux de M. Watille, à admettre l'influence modératrice de la grossesse sur la marche du cancer, tandis que, au contraire, nous allons voir que l'accouchement active les progrès du mal, et cela d'autant plus facilement, selon-nous, qu'il agit comme un véritable traumatisme, sur un organisme débilité par sa gestation, et chez lequel la grossesse a eu pour effet, non pas de fournir la force de résistance qui lui était nécessaire, mais bien d'augmenter l'activité de la maladie elle-même (Stolz). Aussi doit-on redouter les grossesses répétées, surtout celles répétées à de courts intervalles.

Les accouchements fréquents, en effet, ont une influence

6	avaient	accouché	11 fois	13	avaient	accouché	7 fois
3	—	—	10 —	21	—	—	6 —
2	—	—	9 —	10	—	—	5 —
14	—	—	8 —	3	—	—	4 —
				72			

(1) Calmels, *Le cancer de l'utérus dans ses rapports avec la grossesse* (*Th.* Paris, 1874).

(2) Watille, *Influence du cancer sur la grossesse* (*Th.* Paris, 1870)

assez marquée. Scanzoni (1) nous fournit une statistique de 108 cas, qui vient appuyer notre opinion.

Ainsi 72 femmes sur 108 avaient eu plusieurs couches, et par conséquent 36 n'en avaient eu qu'une seule.

Lebert, au contraire, vient soutenir l'opinion contraire, lui aussi une statistique en avant; il est vrai qu'elle ne roule que sur 39 cas ; c'est peut-être dans le petit nombre d'observations qu'il faudrait rechercher la cause de la divergence entre les deux auteurs. Voici comment il répartit ses 39 cas :

0	enfants	3 cas	7	enfants	1 cas
1	—	8 —	8	—	1 —
2	—	7 —	9	—	1 —
3	—	4 —	10	—	1 —
4	—	4 —	11	—	1 —
5	—	2 —	12	—	1 —
6	—	4 —	13	—	1 —
					39

Il admet une moyenne de 4 couches, ce qui, par conséquent, lui fait 26 femmes ayant eu moins de 4 enfants, et 13 en ayant eu plus. Aussi, selon lui, le cancer ne se montrant que deux ou trois années après la dernière couche, avance-t-il ceci, que la fécondité ne saurait être mise en jeu, comme cause d'exacerbation.

Il n'admet pas non plus l'influence des grossesses trop rapprochées : il n'en a trouvé que 4 cas ; non plus que celle des avortements : 5 seulement sur les 39 avaient eu des fausses couches.

Quoi qu'il en soit de son opinion, soutenu par Scanzoni et appuyé sur les statistiques de Lever et de West (2) qui donnent :

Le premier, 103 femmes mariées	Le second, 151 femmes mariées
10 — non mariées ou stériles	13 — non mariées ou stériles

(1) Scanzoni, *Traité des maladies des organes sexuels de la femme* 1858.
(2) In *Archives générales de médecine*, t. VII, 3e série.

nous dirons que la grossesse ralentit la marche du cancer, qui est exaspérée par l'accouchement, surtout lorsque celui-ci se renouvelle, et à de courts intervalles.

Quelles sont les manifestations de la carcinose, sur quels organes se font-elles de préférence, et quels sont leurs âges d'élection? Autant de questions que nous allons passer en revue pour essayer de les résoudre.

Et d'abord qu'elle est la *fréquence* de ces manifestations en général? Pour conclure avec sûreté, il faudrait plusieurs séries de statistiques, qui nous manquent ; nous ne pouvons que rapporter ici celles que nous avons trouvées dans le *Dictionnaire encyclopédique*. Elles ont été dressées par différents auteurs et nous montrent quelle a été la mortalité pendant une certaine période d'années, par rapport au nombre des habitants, et par rapport à la mortalité générale. Nous y ajoutons notre statistique, dans laquelle nous avons établi la proportion par rapport au nombre des entrées, qui, en somme, constituent la population des hôpitaux. Il est évident, d'avance, que cette proportion devra être plus forte.

Canton de Genève...	Marc d'Espine...	Période de 10 ans...	1,1 p. 1.000	hab.
Angleterre........	Hirsch..........	1849 à 1855......	0,29	—
—	C. Moore........	1851 à 1861......	0,17 à 0,22	—
Canton de Zurich....	Breslau..........	1849 à 1859......	0,7	—
Boston..........	Shattuk.........	1811 à 1836......	0,09	—
New-York	Durmel..........	1800 à 1805......	0,07	—
Philadelphie.......	Emerson........	1807 à 1840......	0,15	—
Baltimore.........	Joynes.........	1836 à 1854......	0,11	—
Hôpitaux de Paris..		1861 à 1863.......	cas 13,7	—
			décès 5,4	—

La moyenne de cette statistique nous donne 0.9 pour 1,000 habitants de mortalité par le cancer : nombre très-approximatif, à cause du calcul que nous avons été obligé de faire pour les hôpitaux de Paris.

La proportion des cancéreux (décès) à la mortalité générale est, suivant Marc d'Espine, pour le canton de Genève, de 5.8 p. 100 — Mooredonne pour l'Angleterre :

1851	$\frac{1}{133}$	hommes	$\frac{1}{52}$	femmes,	tandis que
en 1861	$\frac{1}{104}$	—	$\frac{1}{41}$	—	

C'est-à-dire que la moyenne varie entre 0.75 et 0.91 p. 100 pour les hommes, et 1.9 et 2.4 p. 100 pour les femmes. — Cette statistique nous fait voir que le nombre des cancéreux a augmenté en Angleterre, de 1851 à 1861 : cette augmentation étant de 0.4 (200 par an sur 5 à 7.000 décès). Ce qui nous fait pour 10 ans, 2.000 décès par le cancer. Or l'augmentation de la population, pendant la même période, étant de 0.1 (200.000), il y a donc augmentation notable du nombre des cancéreux.

Du reste Faur l'avait déjà signalé, puisqu'en 1838 le nombre de décès par cancer était de 2.448, est monté, pour 1839 à 2.691. Même remarque avait été faite pour l'année 1826 à Berlin (1).

Les statistiques de Hirsch mènent aussi au même résultat :

	1848	1855	moyenne
Morts	4825	6016	5350
Mortalité pour 1000	0,28	0,32	0,30

Revenons au rapport de la mortalité générale par le cancer avec la mortalité générale. — D'après Breslau (canton de Zurich), de 1849 à 1861, on a compté 83.990 décès, dont 3.144 par tumeurs malignes, soit donc 1/26. Si nous en défalquons les mort-nés, nous avons 1/24, soit 3.8 à 4 p. 100 de la mortalité générale.

(1) In *Académie des sciences*, 6 mai 1844. Tanchou.

Wagner, publiant les résultats de 5.122 autopsies pratiquées dans les hôpitaux de Vienne, de Prague, Leipsig, nous montre 441 cas de cancers, soit 8 p. 100.

Broca donne 10 à 12 pour 1.000 et ne prenant que les décès au-dessous de 30 ans, il arrive à 3 ou 4 p. 100. Ces chiffres se rapprochent de ceux de Moore et de Breslau, mais sont au-dessous de ceux de Wagner et de Marc d'Espine qui semblent devoir être adoptés comme moyenne.

Les hôpitaux de Paris ont eu une mortalité, par le cancer, égale à 6.3 p. 100 de la mortalité générale, ce qui les fait rentrer dans la moyenne que nous avons adoptée.

Nous arrivons maintenant au deuxième point de la question, à savoir quelle est la fréquence avec laquelle le carcinome se montre dans les organes. — Nous envisageons d'abord cette partie de notre travail à un point de vue général, après quoi nous examinerons, en particulier, quelques-uns des organes où le cancer se développe soit le plus souvent, soit le plus rarement.

Cependant comme il y a lieu de tenir compte de la *structure anatomique* normale, nous croyons qu'il sera bon d'en dire quelques mots avant d'aborder cette étude de la fréquence du cancer dans les organes.

Velpeau n'admet pas qu'on puisse en contester l'action étiologique ; pour Virchow, elle ne jouerait que jusqu'à un certain point le rôle de cause prédisposante, aussi bien pour les tumeurs primitives, pour les « nodosités mères », que pour les tumeurs secondaires. Ainsi les reins sont, après les poumons et le foie, le plus souvent le siége d'éruptions métastatiques ; le cancroïde et le cancer, entre autres, s'y montrent avec prédilection ; et cependant les reins ne sont pas plus exposés que d'autres glandes, la mammaire par exemple, au courant des masses infectieuses. Et pourtant, qui a jamais vu de métastases dans le sein ? Si la glande mammaire était aussi sensible à la dyscrasie cancéreuse qu'on l'admet généralement, pourquoi ne le serait-elle que pour la dyscrasie primitive et non pour la diathèse secondaire?

Le testicule pourquoi est-il si fréquemment le siége de tuberculose secondaire, et si rarement celui de carcinose secondaire? Comment l'expliquer plus facilement que par une disposition locale.

Quoi qu'il en soit, tous les organes peuvent être pris, soit primitivement soit secondairement (Lebert); le cancer peut s'attaquer aux tissus osseux (J. L. Petit, Boyer, Dupuytren), séreux, synovial (Boyer, Dubois), muqueux, cellulaire. Dupuytren défendait contre Roux et Pinel la possibilité de rencontrer le cancer dans le cerveau ou les ganglions lymphatiques.

Depuis que l'attention a été portée sur ce point; depuis que le microscope est venu jeter un jour nouveau sur cette partie si difficile de l'étude des tumeurs, dites *præter naturam*, on a rencontré des néoplasmes malins partout, sur tous les points de l'organisme. Néanmoins il est bien évident que certains de ces organes sont plus souvent atteints que d'autres, et Virchow explique ce fait par « la prédisposition locale, qui doit toujours et régulièrement être le point capital; c'est elle qui décide la nature du produit développé. »

Nous allons donner ici quelques résultats de statistique empruntés aux différents auteurs, et contenant les principales manifestations de la carcinose. Nous rejetons à la fin les tableaux résumant nos recherches sur les hôpitaux de Paris, parce qu'ils auraient tenu trop de place dans le cours de notre travail: ce qui ne nous empêchera pas de nous servir ici des résultats qu'ils pourront nous fournir lorsque l'état de la cause le demandera.

Si l'on met en face l'une de l'autre deux séries de proportions pour cent, faites par organes, et prises l'une dans Marc d'Espine, et l'autre dans Virchow, on remarque malgré de légères différences, que l'ensemble général est à peu près le même.

M. d'Espine		Virchow	
Estomac	45 0/0	Estomac	54,9 0/0
Utérus	15	Utérus	18,5
Foie	12	Intestin	8,1
Mamelles	8,5	Foie	7,5
Intestin	8,3	Mamelles	4,3

Les organes étant placés par ordre décroissant, il n'y a eu une interversion sensible qu'entre l'intestin et la mamelle.

Tout à l'heure nous n'avons parlé que de quelques-uns des chiffres présentés par Sibley, ceux dont nous avions besoin. Nous allons reproduire ici en parallèle avec d'autres trouvés dans Lebert, Rosenstein (Prague 1850 à 1852), et Marc d'Espine, tout ceux qui représentent le nombre des cancers recueillis par lui à Middlesex-Hospital, de 1853 à 1856. Une quatrième colonne

NOMS D'ORGANES.	Rosenstein.	Sibley.	Lebert.	M. d'Espine.	Hôp. de Paris.
Lèvres. Bouche	»	30	3	6	15
Langue……	»	14	6	»	12
Palais……	»	6	6	»	3
Œsophage….	»	3	9	8	6
Estomac. Intestins …..	81	14	84	223	494
Rectum. Anus.	»	16	»	10	48
Poumons…..	24	2	6	»	7
Foie………	40	2	15	59	161
Reins……..	7	2	12	»	5
Corps thyroïde	»	1	7	»	1
Lymphatiques.	»	3	12	12	»
Péritoine …..	23	»	10	»	7
Divers……..	11	»	»	28	»
Os………..	24	15	35	4	36
Yeux …….	»	3	23	»	6
A reporter..	210	108	205	350	765

NOMS D'ORGANES.	Rosenstein.	Sibley.	Lebert.	M. d'Espine.	Hôp. de Paris.
Report…	210	108	205	350	765
Face………	»	19	»	»	23
Moelle et cerveau…….	12	»	55	»	1
Seins………	12	192	63	44	68
Grandes et petites lèvres. Clitoris…..	»	13	»	»	2
Utérus…….	42	156	52	72	441
Ovaires…….	18	2	4	»	4
Vessie …….	9	»	7	»	9
Pénis………	»	6	»		3
Scrotum……	»	2	»	5	6
Testicules ….	»	4	18		
Peau………	14	»	24	»	»
TOTAUX..	317	505	448	471	1358

renfermera ceux des chiffres extraits par nous de la statistique des hôpitaux de Paris, qui se rapportent aux organes dont il est fait mention.

L'ordre de décroissance entre le nombre des cas observés par M. d'Espine et ceux recueillis dans les hôpitaux de Paris est absolument le même : estomac, utérus, foie, seins, rectum, bouche, organes génitaux de l'homme. Dans la statistique de Lebert, il y a quelques changements, mais si faibles qu'ils autorisent cependant à admettre la série telle que nous l'avons donnée.

Citons pour en finir, le tableau dans lequel Marc d'Espine a réparti quelques-uns de ses 889 cas :

Estomac........	399	soit	45 0/0		Œsophage......	24	soit	2,8
Utérus.........	139	—	15 —		Bouche (lèvre, langue)......	18	—	2
Foie (pancréas, (péritoine).....	93	—	12 —		Os...........	9	—	1
Seins..........	76	—	8,5 —		Œil..........	6	—	0,6
Intestins.......	30	—	3,3 —		Organes génitaux homme......	5	—	0,6
Rectum........	25	—	3. —		Ovaires........	3	—	0,4
Glandes (cou, aine, aisselles, parotide thyroïde).....	29	—	3,2 —		Reins..........	2	—	0,3
Peau (face, cuisses)	27	—	1,7 —		Divers.........	24	—	2,8
	798		91,7			889		100,2

Dans ces différentes citations que nous avons faites de statistiques, nous avons compris, avec leurs auteurs, divers cancroïdes qui se trouvent répartis aux rubriques : face, bouche, cuisses, etc.

Cette explication donnée, nous entrons dans quelques réflexions sur les manifestations cancéreuses dans certains organes en particulier. Nous eussions été très-désireux de pouvoir établir une comparaison entre les divers organes, quant à l'âge où le cancer est le plus commun dans ces derniers;

malheureusement, les documents sur ce sujet étant très-rares, nous n'avons pu trouver que quelques renseignements concernant l'utérus et le sein, et permettant de comparer ces deux organes entre eux (1).

L'*utérus*, l'organe qui domine dans la femme, est le plus souvent atteint entre tous, et cela dans des proportions que l'on peut dire très-supérieures. Le cancer utérin se manifeste à tout âge, lui aussi, mais il en est un d'élection où il se montre surtout. Des données de quelques auteurs, nous allons essayer de tirer une moyenne, qui pourra nous indiquer, par période de dix ans, l'ordre de décroissance dans lequel il se montre, suivant les âges.

Scanzoni (2) nous offre le résultat d'une pratique de huit ans, période dans laquelle il a été à même d'observer 108 cas :

20 à 25 ans	4	40 à 45 ans	45
25 à 30 —	4	45 à 50 —	15
30 à 35 —	17	50 à 55 —	4
35 à 48 —	18	55 à 60 —	1
	43		108

Parmi les 2,781 cas de Leroy d'Etiolles, dont nous avons parlé (page 19), les cancers utérins figurent pour 684 sur 2,148 décès de femmes.

	1 à 20 ans	20 à 40 ans	40 à 60 ans	60 à 90 ans
Cas	2	66	345	271 — 684

Veit, réunissant les statistiques que Lebert, Lever, Chiari et Scanzoni ont données, a trouvé 446 cas, qui lui ont servi à établir une table de proportion à 100 :

(1) Hénocque, in *Dict. Encyclopédique*, loco citato.
(2) Scanzoni; *loc. cit.*

20 à 30 ans	6 0/0 des cas
31 à 40 —	27,1
41 à 50 —	39,3
51 à 60 —	19,5
61 à 70 —	6.9
au delà	1,2
	100,0

On peut comparer ce résultat à celui obtenu par West, et l'on verra que les chiffres diffèrent peu entre eux, pour les mêmes âges, et restent toujours dans les mêmes rapports avec ceux correspondant aux autres âges. Il a calculé sur 595 cas :

20 à 30 ans	52 cas	soit 8,9
30 à 40 —	226 —	— 37,9
40 à 50 —	252 —	— 42,3
50 à 40 —	65 —	— 10,9
	595	100.0

Dans les deux cas, le cancer a été quatre fois plus fréquent de trente à quarante que de vingt à trente, et l'ordre de fréquence dans lequel on pourrait placer les âges resterait le même :

maximum	40 à 50	2° : 30 à 40	3° : 50 à 60
minimum *ex æquo*		20 à 30	et 60 à 70

On arrive aux mêmes conclusions en parcourant les recherches de Dugès et Boivin, portant sur 409 cas, et qui mettent aussi le maximum de quarante-cinq à cinquante ans. Valleix, Lever sont du même avis.

Cependant il est des cas où le carcinome se montre bien plus tôt; Carmichael cite une jeune fille morte à vingt et un ans ; Wigaud en a vu un exemple chez une enfant de quatorze ans (1). Mme Boivin en a compté 12 cas au-dessous de vingt ans. Il faut croire que Lisfranc en avait vu beaucoup,

(1) *In* Churchill, *Maladies des femmes*, 1866.

puisque, pour lui, le maximum de fréquence est de dix-huit à trente-cinq ans.

Pour le *cancer du sein*, Paget place la période maxima de quarante-cinq à cinquante ans, tandis que pour Velpeau elle serait de cinquante à soixante ans.

	Velpeau	Birkett
30 à 40 ans	28	100
40 à 50 —	216	193
50 à 60 —	229	97
60 à 80 —	108	34
	675 cas	458 cas

Ces deux statistiques réunies, et comprenant ainsi 1,131 cas, donnent la proportion suivante :

20 à 30 ans	3,6
31 à 40 —	14,4
41 à 50 —	36
51 à 60 —	28
61 à 80 —	14
au delà	4
	100

Les cas sont donc relativement moins fréquents pour le sein que pour l'utérus. D'après Tanchou, il y aurait 2,996 cas utérins contre 1,147 du sein ; cependant, ce dernier semblerait devoir l'emporter dans la période de quarante à cinquante ans. Sibley a tracé, sur 441 cas, un tableau comparatif des plus intéressants :

	C. sein	C. utérus	C. autres	Totaux
40 à 45 ans	29	19	6	54
45 à 50 —	29	30	4	63
	58	49	10	117
Au-dessous de 45	63	65	24	152
Au-dessus	90	54	28	172
	211	168	62	441

Ce tableau, en effet, est en contradiction avec ce que nous disions plus haut : les cancers du sein y sont plus fréquents avant, après et pendant la période maxima du cancer de l'utérus. La différence n'est pas cependant des plus accentuées, et tient peut-être à ce que l'auteur aura recherché ces cas-là avec plus de soin que les autres.

Le cancer de l'utérus peut se localiser en certains points de l'organe, ou bien l'occuper en totalité. Duparcque (*Traité des maladies utérines*), cité par Calmels (1), nous dit que « les » maladies chroniques de l'utérus affectent le corps de l'organe » ou sa totalité, chez les vierges ; on les trouve au contraire au » col chez les femmes qui ont eu des rapports sexuels. »

Nous avons trouvé une petite statistique de Puchelt (2), tendant à démontrer la localisation plus fréquente sur le col, sur l'orifice, ou sur les deux à la fois :

Utérus dans toute son étendue	1	Orifice	6
Une grande partie de l'organe	5	Côté gauche	1
Col	2	Corps	1
Col et orifice	5	Fond	1
	13		22

L'étude de l'étiologie du *carcinoma uteri* va nous arrêter un peu, car il nous a paru qu'un organe aussi important, quant à ses fonctions, devait demander un peu plus de développements que d'autres.

Beaucoup d'auteurs ont recherché quelles pouvaient être ces causes ; on en a donné des plus bizarres et des plus diverses, et malheureusement cette question ne semble pas résolue, quant aux causes déterminantes du moins.

H. Bennett semble attribuer à l'inflammation l'influence que

(1) Calmels, *Th.* de Paris, 1874.

(2) Puchelt, *Commentatio de tumoribus in pelvi partum impedientibus.* Heidelberg 1840.

Lisfranc accordait à l'engorgement; pour ce dernier, en effet, l'engorgement était toujours la cause occasionnelle, le cancer ne débutait jamais de prime abord.

Dans un nouvel ouvrage (*Statistique au sujet de l'étiologie du cancer de la matrice*), Lothar Meyer mentionne comme première cause du cancer les affections contagieuses du canal de l'urèthre chez l'homme! opinion tout au moins singulière, que nous nous contentons de mentionner, ne l'ayant trouvée dans aucun autre auteur.

Courty (1) nie ce que certains auteurs avaient admis, à savoir l'influence préservatrice de la stérilité et du célibat. Et c'est avec raison, selon nous, car comment expliquerait-on l'apparition de cette maladie sur les vieilles filles vierges ou sur les femmes stériles; et nous avons vu, à propos de l'influence de la grossesse, que, sans être fréquent, il se rencontrait encore quelquefois chez cette catégorie de femmes.

Cependant il est un fait, c'est qu'alors le cancer fait son apparition bien plus tardivement que chez les femmes mères : l'accouchement en serait-il la cause? Nous reverrons cette question en traitant des causes externes. Nous ne pouvons que répéter avec Cruveilhier ces paroles décourageantes, qu'on ne trouve rien, comme influence étiologique, car le cancer utérin se montre aussi bien chez les femmes à vie irréprochable que chez celles à vie dissolue, dans les cas de fécondité, ou de stérilité, de grossesse et d'accouchements heureux ou malheureux, quand la mère nourrit ou non, chez les personnes bien réglées comme chez celles qui le sont mal!

Et pourtant, quelle coïncidence entre l'époque de fréquence maxima du cancer, et celle de la *ménopause!*

Ne faudrait-il pas voir, dans ce trouble physiologique d'une

(1) Courty, *Traité pratique des maladies de l'utérus.*

fonction aussi importante, une des causes principales de la localisation cancéreuse sur l'utérus? C'est ce à quoi, avec beaucoup d'auteurs, nous allons essayer de répondre.

Stahl et Pinel plaçaient au rang de leurs causes les plus ordinaires les vices de la menstruation, l'âge critique. Bayle est de cette opinion, que nous retrouvons d'ailleurs dans Scanzoni, appuyée par des chiffres : sur ses 108 cas de cancer utérin, 54 fois il a pu noter des anomalies dans la menstruation, ou un écoulement leucorrhéique s'étant montré plus ou moins longtemps avant l'apparition de la maladie. On retrouve en effet, dans d'autres ouvrages, cette influence des évacuations naturelles, quelle qu'en soit la nature : menstrues, flueurs blanches, hémorrhoïdes, cautères entretenus (1).

M. Rocque, à la fin de sa thèse inaugurale (2), a publié un tableau statistique portant sur 50 cas observés et recueillis par lui à la Salpêtrière en 1857. Nous allons en extraire la partie où l'auteur nous montre les rapports qui ont existé entre la ménopause et le cancer, d'après la date de l'apparition de l'âge critique, c'est-à-dire quel intervalle a séparé l'une de l'autre.

Et d'abord ses 50 cas ont été observés :

Avant	30 ans	1
	30 à 40 —	12
	40 à 50 —	17
	50 à 60 —	12
	50 à 70 —	4
	70 à 80 —	4

Voici maintenant l'intervalle qui a séparé la ménopause et le cancer.

(1) Bayle, *Mal. cancéreuses*, 1810.
(2) Rocque, *Essai sur la physiologie et la pathologie de la ménopause* (1858, *Th.* Paris.)

ESPACES DE SÉPARATION	Nombre des cas.	ESPACES DE SÉPARATION	Nombre des cas.	ESPACES DE SÉPARATION	Nombre des cas.
Avant, de 6 mois à 1 an....	2	Après 1 an.......	2	Après 12 ans......	2
— 1 an......	2	— 2 ans......	2	— 14 ans......	2
— 2 ans.....	1	— 3 ans......	4	— 15 ans......	1
— 3 ans.....	1	— 5 ans......	1	— 17 ans......	3
— 4 ans.....	1	— 6 ans......	1	— 24 ans......	2
— 8 ans.....	1	— 7 ans......	1	— 27 ans......	1
Simultanément...	4	— 9 ans......	1	— 36 ans......	1
		— 11 ans......	1	Cas douteux......	13
				TOTAL...	50

Que si maintenant nous adoptons pour limites d'intervalle entre l'apparition du cancer et la disparition du flux cataménial au maximum 2 années, soit avant, soit après, nous ne retrouvons dans ce tableau que 15 cas sur 50 qui sembleraient pouvoir se rattacher à l'influence de la ménopause.

Sans doute le cancer s'observe souvent à cet âge, mais est-ce bien à la ménopause seule qu'on doit attribuer son apparition ? Nous serions, en effet, assez porté à nous rattacher à l'opinion de Desormeaux et de P. Dubois, qui disaient qu'on avait exagéré, au point de vue de l'étiologie du cancer, l'importance de l'âge critique. N'est-il pas beaucoup plus naturel d'admettre que ces maladies existaient déjà, et que, la cessation des règles survenant, celles-là avaient pris un développement d'autant plus rapide, qu'elles avaient trouvé la femme dans des conditions plus fâcheuses ? D'ailleurs nous avons vu qu'il y avait rarement simultanéité : 4 fois sur 50 seulement elle a été notée par M. Rocque ! Le cancer, ici comme chez l'homme, coïncide donc simplement avec la vieillesse.

Passons à l'étude du *sein*, en ce qui concerne l'étiologie qui préside à la manifestation carcinomateuse dans cet organe.

La cause qui semble dominer ici, est tout entière dans les

traumatismes. Quoique ce ne soit pas la place où nous devons traiter cette question, disons cependant, à ce propos, que : répondre à une femme, attribuant le cancer qu'elle a au sein à un coup quelconque, qu'elle se trompe, c'est peut-être se montrer trop affirmatif à tort. La tumeur préexistait, dites-vous, la malade ne s'en était pas aperçue auparavant. Sans doute cette manière de raisonner est peut-être la bonne, mais soutenir l'opinion contraire serait encore assez facile ; car un pincement, un coup, petits traumatismes qui s'oublient assez vite, peuvent devenir ainsi la source de maladies qui ne font leur apparition que plus tard. « On a souvent invoqué, dit Vel-
» peau (1), l'exemple du vésicatoire, des cautères permanents,
» pour prouver l'insuffisance des irritations répétées dans la
» production du cancer. On soutenait cette opinion depuis
» Bayle et Cayol; j'en ai pourtant rencontré 10 exemples : j'en
» ai opéré 6 et vu opérer 2, tant aux bras qu'aux jambes. »
Nous reverrons cette question dans notre chapitre suivant.

Quant aux causes prédisposantes, Georges Hill, chirurgien de Chester, l'attribuait souvent au sevrage; Velpeau, qui a particulièrement traité ce sujet, ne les trouve ni dans l'âge, le sexe, la constitution, ni dans l'état général, ni dans les climats. Le cancer du sein est moins rare qu'on ne le croit avant trente ans; Carmichael en rapporte un chez un enfant de douze ans. C'est de 40 à 60 qu'on en rencontre le plus; mais les autres périodes de l'existence n'en préservent point; l'époque la plus avancée de la vie n'en n'est pas exempte elle-même. — Velpeau ne l'a jamais trouvé chez les nouveau-nés.

L'une des mamelles est-elle plus exposée que l'autre ? Sur 212 cas de squirrhe observés par Velpeau, 116 fois à gauche, 75 fois à droite, 6 fois des deux côtés ; sur 62 encéphaloïdes, il a

(1) Velpeau, *Maladies du sein*. Paris, 1854.

noté : 33 cas à droite, 23 cas à gauche. En sorte que pour l'ensemble la proportion, qui semblait différer, est à peu près la même.

Le sexe a peu à intervenir. En effet, si le cancer du sein est plus rare chez l'homme, cela tient évidemment à ce que chez la femme cet organe est soumis à des fonctions bien plus importantes. — On le rencontre chez les femmes sanguines, bien musclées, aussi bien que chez les femmes nerveuses, impressionnables; chez les femmes lymphatiques, grasses, aussi bien que chez les femmes brunes, sèches, atrabilaires. Des observations de Velpeau on peut conclure, en outre, que nulle constitution organique ne met à l'abri du cancer, pas plus que l'état moral, si souvent invoqué par le public.

A sa statistique, Rocque en a ajouté une autre concernant les relations qui ont pu exister entre la ménopause et le cancer du sein. Sur 21 cas, nous n'en avons trouvé que 6 pouvant rentrer dans le cadre que nous avons tracé plus haut ; aussi ne répéterons-nous pas ce que nous avons dit au sujet du cancer de l'utérus.

Disons, pour finir, que l'on peut aussi le rencontrer chez l'homme ; il en existait dans la science environ 70 cas, lorsque M. Horteloup (1) est venu en donner 16 nouveaux ; dans une thèse passée l'année dernière (2) nous en avons trouvé 7 autres, ce qui porte le nombre des cas à environ 90. Voici, en résumé, cinq des principales observations de M. Chenet.

1. (M. Verneuil), 41 ans. Mère morte à 50 ans, cancer intestin, vie règulière, impressionnable.

2. (M. Chenet), 53 ans. Coup de timon sein, pas d'hérédité, 15 enfants, névropathe.

3. (M. Terrier), 57 ans. Disparition d'un flux hémorrhoïdal qui durait depuis 10 ans.

(1) Horteloup, *Th.* agrég. Paris.

(2) Chenet. *Du cancer du sein chez l'homme* (*Th.* Paris, 1876).

4. (M. Terrier), 53 ans. Début il y a sept ans.

5. (M. Doutrelepont), 51 ans. Affaibli, début remontant à six ans.

Nous voyons ici réunies toutes sortes de causes, sur quelques-unes desquelles nous aurons à revenir ; constatons cependant que dans deux de ces observations il y a eu coïncidence entre la disparition d'un écoulement habituel, et la production du cancer du sein chez l'homme : dans l'un des cas, c'étaient des épistaxis intermittentes et assez abondantes ; dans l'autre M. Terrier rapporte, comme un fait singulier, que son malade a vu disparaître, depuis cinq ou six ans ; un flux hémorrhoïdaire périodique très-abondant, qui reparaissait toutes les trois semaines.

L'âge moyen serait cinquante-un ans, si nous prenons la moyenne des âges rapportés par M. Chenet.

Les autres organes, dont nous devons nous occuper plus particulièrement, ne nous arrêteront pas longtemps.

Les *voies aériennes*, entre autres le *larynx* payent leur tribut à la carcinose. Nous en avons trouvé 29 cas rapportés par M. Blanc (1). Jamais cet auteur n'avait pu rencontrer d'hérédité ; mais il avait pu noter : 5 fois l'influence d'un refroidissement, 3 cas avec abus de la parole et 1 par traumatisme. — Les hommes y seraient plus sujets que les femmes, et ceci dans la proportion de 77,8 0/0 :

	H.	F.	
1 à 4 ans	3	1	4
10 à 20 —	2	1	3
30 à 50 —	3	4	7
50 à 72 —	14	1	15
	22	7	29

L'*arrière-gorge* peut être également prise, mais si rarement

(1) Blanc, *Thèse* Paris, 1872.

que M. le professeur Lasègue (1) a pu dire que : « si on estime la fréquence d'une maladie par le nombre de faits recueillis dans la science, il n'en est pas d'aussi exceptionnels que le cancer de l'arrière-gorge. » En effet on n'en trouve pas une seule description didactique ; et les observations, en petit nombre, qu'on possède, sont d'un tel laconisme, qu'elles ne fournissent pas de matériaux à exploiter. Warren, Lobstein, Walshe, Schaw en ont indiqué plutôt que raconté quelques cas.

Dans le *poumon* le cancer est assez fréquent, mais pas tant cependant que le dit Valleix, qui affirme, d'après des travaux inédits de Louis, que, pour la fréquence, le cancer du poumon viendrait après ceux de l'utérus, de l'estomac, ou du foie, opinion évidemment exagérée. En effet sur 67 décès par le cancer, Herrick et Papp en ont trouvé 6 cas ; et Lebert seulement 6 aussi sur 447.

Il est certain que jusqu'à présent on l'a moins observé en France qu'en Angleterre, nous dit une thèse inaugurale (2) de 1861. — Il est de tous les âges, ce cancer ; Lebert l'a vu chez un enfant de 7 mois ; Lacaze-Duthiers en cite 2 cas chez des enfants de 7 ans. — Aviolat et Walshe ont dressé deux statistiques.

	0 à 20 ans	20 à 30	30 à 40	40 à 50	50 à 60	au delà
Aviolat	3	11	6	12	5	2
Walshe	3	8	7	9	11	6
	6	19	13	21	16	8

Ces deux auteurs ont également noté le sexe ; Aviolat donne 20 femmes contre 19 hommes, et Walshe 19 contre 25 sur 44 cas. Ainsi donc, l'âge moyen est encore ici de 40 à 50 ; et l'influence des sexes se fait sentir dans la proportion de 53 hommes contre 47 femmes, sur 100.

(1) Lasègue, *Traité des angines*, 1868.
(2) Aviolat, *C. primitif du poumon* (*Th.* Paris, 1861).

Le cancer primitif existe également dans la *plèvre* et se rencontre avec une fréquence relative. Lannec en cite 2 cas, un de Boerhaave, un autre de Corvisar; Andral en rapporte une obs. prise par lui à Cochin (1); Trousseau (2) en a observé un cas. Le Dr Gintrac en rapporte, dans sa thèse, un cas observé par Chaussier et par Lebert. M. Lépine en a présenté un chez un enfant de 10 ans, du service du Dr Barthe. En somme 12 cas dans la science. Ils semblent devoir prendre, pour cause ordinaire, une propagation d'un carcinome siégeant sur un organe voisin (3).

Nous ne dirons rien en particulier ici des organes de la digestion qui sont, l'estomac et le rectum surtout, le siége très-fréquent des néoplasies cancéreuses. Nous avons eu et aurons l'occasion d'en parler d'une manière générale. Cependant, la *bouche* est, relativement, si souvent atteinte de cancroïdes ou d'épitheliomes, qu'il nous semble intéressant de voir si le *tabac* ou son usage ne peuvent pas être incriminés. Et, en effet, M. Bouisson (4) incline à penser que le cancer buccal est devenu beaucoup plus fréquent depuis l'importation du tabac; cependant il fait une part assez large à la diathèse générale, en sorte que le tabac ne serait, le plus souvent, qu'une cause provocatrice locale, aussi bien que la chaleur. Et comme preuves à l'appui il rapporte : 1° le cas d'une demoiselle qui avait précisément l'habitude de fumer, chez laquelle, il avait constaté un cancer labial; 2° celui d'un Espagnol, chez qui le carcinome occupait le nez. Le malade attribuait lui-même cette localisation de l'affection à l'habitude qu'il avait de rejeter la fumée de tabac par les narines. Nous ne serions pas éloigné de penser que la chaleur aussi joue son rôle de cause provocatrice, puisqu'on a rarement vu d'individus, en proie à la

(1) Andral, annotations à la 4e édit. du *Traité d'auscultation médiate*.

(2) Trousseau, *Cliniques*, t. I, Leçons sur la thoracentèse, 1861.

(3) Anault, *Manifestation cancéreuse de la plèvre* (*Th.* Paris, 1874).

(4) In *Gaz. hebdom.*, t. VI, p. 506, et t. XI, p. 348.

passion de priser, être pris de cancer du nez. Cependant Fourcroy rapporte le cas d'une dame qui mourut d'un cancer du nez, pour avoir prisé trop de tabac (1). M. Mérat (2) est de cet avis. Sur 72 observations de M. Bouisson, neuf fois seulement il y a eu en même temps cancer de la langue. M. Esmark rapporte qu'il a vu plusieurs cancers papillaires de la muqueuse buccale chez des jeunes gens qui commençaient à fumer, et qui, pour cela, se servaient de tabac à moitié brûlé, ramassé dans les cabarets (3). On trouve également cité un travail de M. Liret, du même avis que M. Bouisson, et qui met en cause les pipes courtes et mal culottées. Ici il y a trois causes qui entrent en jeu, sur la dernière desquelles nous aurons à revenir : tabac, chaleur, traumatisme lent et prolongé.

Le *péritoine* voit quelquefois se localiser sur lui la carcinose, qui frappe plus généralement les organes renfermés dans son intérieur. Lebert lui a assigné comme âge moyen 53 ans 28, M. Lorreyte (4), ayant analysé 25 cas à ce point de vue, a trouvé 44 ans 48. M. Galvaing, dans sa thèse (1872), parle d'une enfant de 13 ans ; et les exemples de morts jeunes ne sont pas des plus rares : ainsi il y a deux ans est morte, dans le service de M. Hardy, à Saint-Louis, une jeune fille de 18 ans. Nous avons pu voir, il y a peu de temps, dans un service du Val-de-Grâce, succomber un jeune soldat de 22 ans.

Il est des organes qui servent rarement de terrain au développement des nosorganies cancéreuses : le cerveau et le cœur entre autres; les observations, sans être absolument rares, se rencontrent, mais il y en a peu cependant.

Dans le *cerveau*, le cancer peut se localiser partout, ainsi

(1) *In* Parent-Duchatelet, *Hygine publique*, 1836, t. II, p. 505.
(2) Mérat, *Dict. des sciences médicales*, 1826, t. LIV, art. *Tabac*, p. 156.
(3) Esmark, in *Archives de médecine*, 1875, 6e série, t. 26, p. 738
(4) Lorreyte, *Cancer primitif du péritoine* (*Th.* Paris, 1875).

qu'il appert des observations relatées dans le travail inaugural de M. Pardessus (1), dans les ventricules, les corps striés, les couches optiques; sur l'écorce, en avant ou en arrière, sur la protubérance, etc. Un cas s'est manifesté à 2 ans 1/2; un autre à 24, trois de 30 à 40 ans et un à 53 ans.

Pour le *cœur*, la somme des observations rapportées semble plus forte, quoique, cependant, on rencontre moins de cas de cancer de cet organe que des autres, probablement parce qu'il est moins facile à reconnaître pendant la vie. Il y a trois ans, sous les auspices de M. Liouville, a été passée une thèse (2) qui contient 24 observations de carcinome du cœur. La localisation se répartit ainsi qu'il suit : — Ventricule g. 7 fois. — Oreillette g. 2. — Ventricule et oreillette dr. 7. — Paroi interventricule, 1. — Péricarde, 2. — Tissu adipeux péricardique, 1.

C'est ici le lieu de parler de l'hypothèse du cancer primitif du *sang*, érigée en doctrine par Carswell (3). Suivant cet auteur, avant l'apparition de la première tumeur, les éléments du cancer existent toujours dans le sang ; ils ne se déposeraient que plus tard, molécule à molécule, dans le parenchyme des organes. Il est bien démontré aujourd'hui que ces prétendues infections primitives du sang ne sont que secondaires à un cancer intravasculaire.

Les *muscles* aussi peuvent être le siége de cancer primitif. Il existe 26 observations dont 22 dues à Lebert, 3 à Cruveilhier, 1 à M. Broca de cancer primitif généralisé. Mais il peut être unique, et 5 cas se trouvent dans la science, rapportés par M. Vignes, dus à Demarquay, M. Gosselin et Warren, et à un auteur du *Compendium* (4).

(1) Pardessus, *Cancer du cerveau* (*Th*. Paris, 1869).

(2) Lober, *Contribution à l'étude des maladies de cœur* (*Th*. Paris, 1874).

(3) Carswell, *The Cyclopedia of practical medicine*. Londres 1834, t. III, art. *Scirrhus*.

(4) Vignes, *Cancer primitif des muscles* (*Th*. Paris, 1861).

Nous terminerons cette étude, que nous avons abrégée le plus possible, mais qui est encore trop longue pour l'importance de notre travail, par l'examen rapide des organes de l'appareil génito-urinaire, envisagé surtout chez l'homme, puisque l'utérus a été le premier organe duquel nous nous soyons occupé.

Le *rein* est une localisation rare de la diathèse, suivant certains auteurs ; mais nous croyons que cette rareté a été exagérée. De plus c'est celui, de tous les cancers qui peuvent affecter l'enfance, qui se rencontre le plus souvent (1). D'après Hirschprung on le rencontre 15 fois sur 29 cas de carcinose de l'enfance. On le rencontre même dans le plus jeune âge, puisque M. Louis Odin (de Port-au-Prince) a trouvé un sarcome fasciculé du rein chez un jeune nègre de 10 ans, dont le début paraissait devoir remonter au moment de la naissance; fait communiqué à la Société méd. des hôpitaux le 26 fév. 1875 par M. Ferréol (2). Bennett mentionne un cancer hématode de 4 livres chez une enfant de 4 ans ; Obre, un cancer des deux reins chez un enfant de 13 mois. Rayer relate une observation recueillie par Rance, chez une petite fille de 17 mois.

Il est à regretter que les statistiques ne soient pas assez nombreuses pour qu'on puisse établir la fréquence relative du cancer du rein. Celle de Tanchou (3) se rapporte à 9,118 cas de décès par carcinose dans la Seine, de 1830 à 1840. Sur ce grand nombre de cas, il n'y en n'a eu que 3 pour le rein. Lebert en a compté 12 sur 257. Nous n'en avons trouvé que 4 sur 1,421 décès par cancer des hôpitaux de Paris.

Robert (4) dit qu'il se manifeste de préférence à deux époques de la vie, dans l'enfance et dans l'âge adulte.

(1) Lécorché, *Maladies des reins*. Paris, 1875.

(2) In *Gazette hebd.*, 1875.

(3) *Recherches sur le traitement médical des tumeurs cancéreuses du sein*. Paris, 1844.

(4) Roberts, *Urinary and renal diseases*. London, 1865.

	0 à 1 an	1 à 2	2 à 3	3 à 4	7 à 8	10 ans
19 enfants	1	4	6	5	2	1

	19 ans	20 à 30	30 à 40	40 à 50	50 à 60	60 à 70	au delà
29 adultes	1	6	4	3	7	7	1

La statistique que Rosenstein (1) a dressée est la suivante :

0—1	1—10	10—20	20—30	30—40	40—50	50—70	70—80
2	14	0	5	3	5	16	2

il donne en parallèle celle de Walshe :

1	1	1	3	3	1	19	2

C'est aussi l'opinion de Niemeyer.

Suivant Lebert, on le rencontrerait chez 7 hommes pour 4 femmes. Pour Rosenstein, cette proportion serait de 22 pour 15, et selon Roberts de 37 sur 15. La proportion varie donc pour 1 homme, entre 0.40 et 0.63 pour la femme.

Il est plus fréquent dans le rein droit que dans le rein gauche par suite de sa plus grande fréquence dans le foie que dans la rate (Rayer) (2).

Le cancer rénal par métastate apparaît chez l'homme, à la suite soit d'un cancer primitif du foie, du poumon (Velpeau, Cruveilhier), soit d'un carcinome de l'estomac, du testicule. Chez la femme, c'est ordinairement à la suite d'un cancer du sein ou de l'utérus.

Le cancer par propagation se rencontre dans les cas du cancer du côlon descendant ou ascendant, du foie ou de l'estomac (3).

On a encore admis l'influence du traumatisme; nous ne

(1) Rosenstein, *Maladies du rein*, 1874, p. 530.
(2) Rayer, *Maladies des reins*, 1839, t. III.
(3) Lécorché, *loc. citato*.

voyons pas dans le cas particulier qui nous occupe, ce que cette cause peut avoir de bien fondé. Il est trop facile vraiment de raisonner sur ce sophisme : « Post hoc, ergo propter hoc. »

Les tumeurs bénignes de la *vessie*, le fongus surtout, peuvent d'après Civiale (1) prendre un caractère malin et devenir subitement cancéreuses. Pour Virchow ce sont surtout les myômes qui sont sujets à revêtir ce caractère de malignité « pour peu qu'ils se soient développés, dans leurs tissus interstitiels, des éléments hétérologues. »

La prédisposition se rencontre surtout chez les individus atteints de la pierre : est-ce à cette cause qu'il faut attribuer la plus grande mortalité qui semble peser sur ce cancer de la vessie ? Ainsi sur 11 cas dans les hôpitaux de Paris, on a eu à compter 9 décès, soit une mortalité de 81,8 p. 100.

Il nous faut parler ici du cancer de la *vulve*, dont nous n'avons rien dit en parlant de l'utérus. Churchill (2) n'a pu en réunir que 3 cas, deux chez des femmes mariées, un chez une vierge ; dans ces 3 cas, c'était toujours la lèvre gauche qui était atteinte. — La première des femmes mariées avait eu 7 enfants, l'autre 10. De plus il n'a constaté aucune lésion semblable soit du côté du vagin, soit du côté de l'utérus. Nous n'avons trouvé que 2 cas, ayant amené une fois le décès dans notre statistique de Paris.

M. Rondot (3), lui, a pu, en dehors des 19 cas de West, réunir 27 cas, dont 21 siégeaient à la vulve et 6 dans le vagin. L'âge moyen oscille entre 40 et 50 ans ; toutefois on peut rencontrer ce carcinome à un âge plus avancé, car il cite une malade qui avait atteint sa 70e année. — Une seule n'avait jamais eu de rapports

(1) Civiale, *Traité des maladies des voies urinaires*, 1842.
(2) Churchill, *Maladies des femmes*, 1866.
(3) Rondot, in *Gazette hebdomadaire*, 1875.

sexuels, toutes les autres, mariées ou non, avaient été mères au moins une fois. Cet auteur reconnaît comme étiologie l'influence des causes ordinaires; cependant il faut accorder une prépondérance particulière aux affections qui peuvent retentir sur le fonctionnement et la nutrition des organes génitaux, et les irritations locales sont de ce nombre. Comme exemple, il nous suffira de citer, avec MM. Dugès et Boivin, une observation où l'on voit des attouchements répétés et prolongés du *clitoris*, amener une dégénération cancéreuse de cet organe.

Le cancer de la *verge* est rare avant 40 ans, époque à partir de laquelle se trouve son maximum de fréquence. Nous en avons compté pour Paris, de 1860 à 1863, 7 cas, dont 3 sont morts. Le phimosis, suivant Roux, même l'état habituel de couverture du gland, selon nous, sont capables de provoquer l'apparition de la maladie. Sir Paget, dans le 1/20 des cas, est arrivé à prouver l'hérédité. — Une cause prédisposante encore, c'est le frottement répété du caleçon ou du pantalon. M. Gerbaut (1) cite 3 exemples où les émotions morales semblent avoir une influence manifeste. Toujours suivant le même auteur la race nègre, dans les pays chauds, est plus particulièrement disposée à contracter cette maladie.

Nous aurons à revenir sur les affections du *scrotum* à propos des professions ; il nous reste à dire quelques mots du *testicule*. Pour cet organe, il semblerait que le maximum de fréquence se trouve pendant la période d'acuité, de force de la fonction. Ainsi sur 51 cas du cancer du testicule, rapportés par M. Hénocque, on en voit 11 de 20 à 30 ans, et 22 de 30 à 40; les autres se répartissent comme suit : avant 5 ans, 5 ; — de 15 à 20, 1 ; — de 40 à 50, 6 ; — de 50 à 70, 6. — Les cas des hôpitaux de Paris ont été au nombre de 18, ayant amené 6 décès, soit une mortalité de 33, 3 p. 100.

(1) Gerbault, *Cancer épithelial du pénis* (*Th.* Paris, 1872).

Nous en avons terminé avec les quelques organes dont nous voulions parler. Disons cependant, avec Lebert, l'âge moyen auquel se montrent les différents cancers :

Œil	32	Sein	50	Intestins	55,50
Testicules	35,12	Lymphatiques	50,45	Thyroïde	57,33
Os	39,50	Voies respirat.	52,33	Peau	57,44
Cerveau	44,04	Péritoine	53,28	Foie	58,50
Utérus	44,12	Estomac	54,59	Reins	59
Langue	47,14	Vessie	55,33	Œsophage	60

Il serait curieux aussi, de voir si, comme l'ont prétendu quelques auteurs, le cancer paraissait attaquer de préférence *un côté du corps.* Pour Bordeu, le siége de prédilection était à droite ; sur 35 observations de Ledran, en effet, 14 fois on l'avait remarqué à droite, 4 fois à gauche, 17 fois dans les parties moyennes du corps. Et pour expliquer cela on faisait de longues dissertations sur la propriété qu'avait le foie de s'engorger !

On semblait laisser dormir cette question, lorsqu'en 1870 un auteur (1) vint, qui la traita dans son travail inaugural.

Pour lui le côté gauche est exposé aux maladies dues à un défaut d'activité ; or le cancer rentrant dans cette catégorie, doit siéger surtout à gauche. Et, en effet, le carcinome de l'intestin s'observe surtout au côlon descendant (Barth et Roger) ; celui du poumon, d'après Aviolat (*Thèse* 1861), siégerait plus souvent à gauche qu'à droite. Selon Heurtaux (*Thèse* 1860), le cancroïde serait plus fréquent à la partie gauche de la lèvre inférieure, qu'à la droite.

Mais comme on rencontre des cancers également à droite, l'auteur ne s'embarrasse pas pour si peu et répond : « une maladie du corps gauche peut frapper le corps droit, en engendrant un produit virulent qui circule dans le sang ! »

(1) Delaunay, *Biologie comparée du côté droit et du côté gauche* (*Th.* Paris, 1874).

Nous n'avons cité cet auteur que comme simple curiosité, ne lui attachant aucune importance, les faits ne venant en rien corroborer ses dires.

Influence de la constitution. — On a admis successivement puis rejeté l'influence de toutes les sortes de tempéraments. Robert met en avant les constitutions bilieuses, mélancoliques et nerveuses, et rejette la prédisposition chez les gens sanguins ou lymphatiques. Pour Lebert, on rencontre le cancer aussi bien dans l'un que dans l'autre tempérament, chez les individus à constitution forte aussi bien que chez ceux qui paraissent plus faibles. Selon lui, toujours, rien dans l'habitude extérieure ne peut faire pressentir l'existence ou l'absence d'une maladie cancéreuse.

Pour Churchill (1) les femmes lymphatiques semblaient plus exposées ; ainsi sur 44 maladies cancéreuses, Breschet et Ferrus (cités par lui) ont constaté 33 fois la coïncidence avec une constitution lymphatique.

Lever, cherchant à vérifier l'influence des téguments colorés, a trouvé 20,8 pour 100 de femmes blondes. Scanzoni (2) au contraire, dit que la plupart des malades qu'il a observées avaient un tempérament sanguin, une peau parfaitement pigmentée, des cheveux foncés ; et de plus que jamais elles n'avaient eu de maladies constitutionnelles antérieures.

Ainsi jusqu'à présent nous voyons les auteurs en désaccord complet, et, en vérité, le tempérament et la constitution nous semblent devoir jouer un rôle de bien peu d'importance, car jamais on ne pourra recueillir de documents assez démonstratifs, les malades se présentant au médecin, généralement au début de leur maladie, et par conséquent dans un état de santé encore assez satisfaisant. Cependant, d'après M. Chenet (3),

(1) Churchill, *Maladies des femmes*, 1866.
(2) Scanzoni, *Maladies des organes sexuels de la femme*, 1858.
(3) Chenet, *Th.* Paris, 1876.

dans la plupart des cas observés ou relatés par lui, il a noté un tempérament nerveux, très-impressionnable, et exalté.

Bonnet (de Lyon) a dessiné un tableau de l'habitus extérieur d'un cancéreux, et que nous reproduisons ici : « La peau est pâle, en général elle est sèche, souvent fraîche ou froide ; les individus sont très-sensibles au froid; ils ont de la répugnance pour tout ce qui est exercice : le moindre mouvement les fatigue; ils exhalent moins d'acide carbonique que les autres. En somme ce ne sont pas là des signes caractéristiques, mais bien ceux d'un organisme en voie de dépérissement lent. »

Citons, pour terminer, cette phrase de Velpeau restée vraie, et que nous retrouvons dans le *Dictionnaire encyclopédique* : « Mes observations m'autorisent à dire que nulle constitution, nul état de santé générale ou habituelle ne met à l'abri du cancer. Il n'y a pas lieu, dès lors, de chercher là la cause prédisposante de cette maladie ! »

HÉRÉDITÉ.

Jusqu'à présent nous avons passé en revue, parmi les causes somatiques, les influences les plus variables ; la plupart du temps cependant elles sont restées inconnues, et c'est peut-être le cas le plus commun ! On a dit alors que le développement du carcinome a été *spontané, idiopathique* ; c'est sous ces deux expressions qu'on range les états pathologiques qui ne sont sous l'influence d'aucune cause *connue !* Cependant comme on a été obligé de les attribuer à quelque chose, on a eu recours à une prédisposition répandue dans l'organisme, qu'on a désignée sous le nom de *diathèse* (1). Les causes locales, alors, en provoquant sur un point déterminé un travail morbide, ont attiré sur ce point l'action de la diathèse, qui planait, en quelque sorte, sur l'organisme.

(1) Broca, *Traité des tumeurs*, 1866, vol. I, p. 142.

Cette diathèse est, si nous pouvons employer cette expression, un être de raison, car on n'en reconnaît la présence par aucun symptôme propre, avant l'apparition de la manifestation, cancéreuse ou autre. Ce nom de diathèse (διατίθημι je dispose) montre bien qu'on ne l'a admis que pour les besoins de la théorie, parce qu'il était impossible d'expliquer autrement la marche du phénomène qu'on lui attribue ; et l'étymologie fait comprendre qu'on considère plutôt ces diathèses comme des prédispositions que comme des maladies.

Nous avions besoin d'entrer dans ces quelques détails explicatifs, avant d'aborder l'étude de l'hérédité, parce que c'est surtout de cette diathèse, de cette prédisposition que nous aurons à nous occuper au point de vue de la transmission.

Louis (1) ne l'admet pas, et quoique Hippocrate, Boerhaave, Broussonet et plusieurs autres aient rangé l'hérédité au nombre des causes du cancer, il ne veut pas, en la supposant vraie, en tirer des inductions pour établir l'existence d'un virus cancéreux dans les humeurs. Deux parents, dit-il, peuvent être soumis aux mêmes causes externes ou internes, qui produisent le cancer ; et chez eux l'action morbifique s'est développée comme elle l'aurait fait chez deux étrangers. Pourquoi admettre qu'elle était due à un vice humoral *sui generis* ?

Stahl (2), Pinel, Corvisart donnent des exemples de l'hérédité. Boyer, lui, reste indécis, dans sa clinique externe de 1801, devant des observations qui, dit-il, « ne sont ni assez exactes, ni assez nombreuses. »

Amussat pense que l'hérédité est un fait important de l'histoire du cancer, et que, lorsqu'on la cherchera avec soin et attention, on la trouvera dans le plus grand nombre des cas.

(1) Louis, *Mémoire à l'Acad. des sciences de Dijon*, 1788.
(2) Stahl, *De hereditaria dispositione ad varios affectus*, Leipsick, 1831.

« Pour moi, je pourrais presque dire que l'hérédité dans le cancer est la règle et la non-hérédité l'exception (1). »

Lebert la nie, et il s'appuie sur ce que le cancer arrive à un âge où les enfants sont procréés depuis longtemps. Et ce qui l'empêche d'y croire, c'est qu'alors les enfants garderaient l'affection à l'état latent jusqu'à quarante ou cinquante ans. Bayle l'admettait, mais sous toutes réserves, car elle avait besoin d'être démontrée.

Il en serait absolument de même pour M. Piorry (2), d'après sa thèse de concours. Cependant il en rapporte plusieurs exemples. D'abord celui de Napoléon, dont le père était mort cancéreux, et qui, lui, va mourir à Sainte-Hélène d'un cancer à l'estomac. Il cite les 97 cas de Récamier, parmi lesquels il n'a pu en trouver que 9 où il y eût eu hérédité; et encore il y avait là trois sœurs cancérées, dont les parents étaient sains. Sur 106 cas qu'il nous montre, et qui ont été recueillis : 24 par lui lors du concours de 1833, 24 par Lasserre à la Salpêtrière et 58 à Saint-Louis, on n'en trouve que 20 où l'hérédité soit plus ou moins bien prouvée, soit 18,86 pour 100. « Est-ce assez d'un cinquième des cas d'hérédité pour faire croire à la réalité de l'action de cette prédisposition ? »

Nous verrons tout à l'heure l'opinion d'auteurs plus contemporains à nous ; quoi qu'il en soit, nous voyons que l'hérédité a été tantôt niée d'une manière absolue, tantôt diversement interprétée. On a contesté aussi que la diathèse fût susceptible de se transmettre de toutes pièces, par cette voie ; les descendants hériteraient seulement de la prédisposition.

Nous aurons donc à voir ici la réalité de cette cause, sa fréquence ; puis nous essayerons de donner quelques idées sur la manière dont elle exerce son influence, après nous être inspiré

(1) In *Bulletin Académie*, 1854, t. XX, p. 270.
(2) Piorry, *Hérédit dans les maladies* (Concours de 1840).

de l'ouvrage si bien fait de M. le professeur Broca (1).

L'*influence héréditaire*, niée par Louis, Lebert, Cayol et d'autres, paraît cependant démontrée par le grand nombre d'observations qui en ont été données. Sans doute, il s'agit de recherches délicates ; sans doute, les renseignements obtenus sont loin d'avoir tous une authenticité suffisante, surtout ceux recueillis à l'hôpital ; mais il en est qui sont dignes de foi et bien probants, et personne, que nous sachions, n'a songé à les récuser. Amussat lui-même, qui affirmait que le cancer ne se transmettait jamais par cette voie héréditaire, en a rencontré quelques exemples dans sa pratique. Pour Velpeau (2), l'hérédité est une cause incontestable de cancer. « J'ai vu, dit-il, » une infinité de femmes chez lesquelles cette cause n'était » que trop évidente. » M. Bouchut est du même avis (3).

Le cancer étant une affection fréquente, le calcul des probabilités démontre qu'il peut y avoir, par pure coïncidence, plus d'un cancéreux dans une seule famille, sans que pour cela il y ait lieu d'en accuser l'hérédité (Broca). Et M. Walshe (4) a judicieusement fait remarquer que, pour transformer cette relation de coïncidence en relation de causalité, il faut autre chose que des impressions et des observations isolées : il faut attendre des statistiques régulières et suffisamment étendues. Or, la difficulté de ce genre de statistiques est telle, qu'elle équivaut presque à une impossibilité. Nous n'en n'avons pu trouver qu'une seule, bien connue, celle de M. Broca, mais que nous reproduirons néanmoins tout à l'heure.

Quoi qu'il en soit, sans être démontrée rigoureusement, matériellement, la prédisposition morbide est un fait vrai, néces-

(1) Broca, *Traité des tumeurs*, t. I.

(2) Velpeau, *Maladies du sein*, 1854.

(3) Bouchut, *Pathologie générale*, 1857.

(4) Walshe, *The Cyclopedia of practical surgery*... Londres, 1861, t. I, art. *Cancer*.

saire, reposant sur l'expérience et la raison, et devant avoir ainsi une part large, et très-large, dans l'étiologie morbide. Hippocrate l'avait dit : « Cum nempe genitura ab omnibus » corporis procedat, a sanis sana, a morbosis morbosa (1). »

Parmi les travaux récents, deux auteurs semblent cependant repousser l'hérédité. L'un, M. Rey (2), nous dit : « Rien n'au- » torise à penser que certains individus, qui succombent au » carcinome, portent déjà, dès leur naissance, les indices » d'une viciation du sang. » L'autre (3) s'appuie, pour soutenir son opinion, sur les observations de M. Burdel (de Vierzon) au sujet desquelles nous reviendrons dans un des chapitres suivants.

En Allemagne, tout en niant la transmission, on reconnaît, et Virchow (4) entre autres, qu'il existe une prédisposition héréditaire, prédisposition qu'il a si heureusement désignée sous le nom de *vulnérabilité*. Cependant, il admet deux catégories. — Dans une première, la disposition héréditaire se traduirait parfois de si bonne heure, que la production nouvelle existerait lors de la naissance ; elle serait donc *congénitale*, dans le sens propre du mot. — L'autre série, beaucoup plus importante, renferme de ces cas où la maladie est transmise par hérédité, mais n'apparaît qu'à une période ultérieure de la vie. « Ici, c'est donc de la *prédisposition* qu'on hérite, et non de la » maladie, car si c'était d'elle, on devrait en reconnaître déjà » quelque chose plus tôt. »

Pour qu'il y ait hérédité, il suffit qu'il y ait similitude quant à l'essence de la maladie ; il n'est pas nécessaire qu'il y ait similitude absolue entre le symptôme transmis et le symptôme

(1) Hippocrate, *De morbo sacro*, cap. 3.
(2) Rey, *Généralisation du cancer* (*Th.* Paris, 1869).
(3) Neveur, *Cancer aigu* (*Th.* Paris, 1872).
(4) Virchow, *Path. des tumeurs*, 1867, t. I.

constaté chez les générateurs. Bien plus, la maladie peut exister sans détermination apparente chez un individu.

Nous allons voir quelques-uns des cas de transmission rapportés par les auteurs, et appuyer sur quelques chiffres la réalité de l'influence héréditaire. Disons d'abord, avant de citer aucun résultat, qu'ils sont complétement approximatifs, et ne sauraient fournir la mesure réelle de l'état des choses.

Et d'abord le cas de Warren : — Un père, mort d'un cancer à la lèvre, a trois enfants : un fils meurt d'un cancer au sein, ainsi que ses deux sœurs. Une fille de l'une d'elles (3e génération), a un cancer du sein et de l'utérus ; une fille du frère (3e génération) meurt aussi d'un cancer du sein.

Dans la thèse de M. Mitivié (1), nous trouvons relatés plusieurs exemples :

Père, langue	Mère, face	Mère, sein	Mère, utérus
Fils, face	Fils, estomac	Fille, estomac	Fils, testicule.

Selon M. Combes (2), les cancers de l'estomac et du sein seraient seuls héréditaires. Il résulte de cette manière de voir que sur 256 cas de cancers, il n'a trouvé que 25 fois l'hérédité, soit 1,10. Pour Lebert, cette proportion monterait à 1,7 des cas. Veyne (3), ayant fait un relevé récapitulatif, aurait trouvé 20 cas héréditaires sur 106, soit presque 1/5. Bayle cite une famille de 7 membres, dans laquelle il a rencontré 3 cas de cancer : vessie, sein et cerveau. Résumons ces petites statistiques :

Lebert	102	cas, dont	14	fois hérédité notée,	soit	13,7	p. 100
Combes	256	—	25	—	—	9,7	—
Veyne	106	—	20	—	—	18,8	—
Sir Paget	160	—	26	—	—	15,8	—
Sibley	305	—	34	—	—	11,1	—
West	49	—	8	—	—	16,3	—

(1) Mitivié, *Hérédité morbide* (*Th.* Paris, 1861).
(2) Combes, *Hérédité* (*Th.* Paris, 1868).
(3) *In* Michel Lévy, *Traité d'hygiène*, 1869.

Ce qui porte la moyenne à 1 cas sur 7.

Les documents de Moore sont plus intéressants, en ce sens qu'ils tendent à démontrer que le cancer héréditaire se développe dans l'enfance et la jeunesse, comme on le remarque aussi pour la tuberculose héréditaire. Ainsi, sur 101 cas, il donne :

0—1	1—2	2—3	3—4	4—5	
2	11	19	13	10	Soit 79 avant 5 ans.

Les 22 autres étaient apparus de cinq à vingt et un ans. — Ces résultats sont très-intéressants, mais comme ils sont seuls de leur genre, on ne peut rien conclure sur ce sujet à l'heure actuelle.

Pour apprécier la fréquence réelle de l'hérédité, il faudrait pouvoir comparer les chiffres à ceux fournis par d'autres affections héréditaires, la phthisie pulmonaire, par exemple. D'après Cotton, sur 1.000 cas de tuberculose, il y aurait 367 fois hérédité, soit un peu moins de 1 sur 2. Dans le cancer nous avons 1 sur 7. Nous pouvons donc bien voir que l'hérédité exerce une action plus faible dans le cancer que dans la tuberculose. Ceci tient peut-être à ce que la carcinose étant une affection de l'âge avancé, les enfants sont procréés avant sa première manifestation. Nous laissons cette explication pour ce qu'elle vaut à l'auteur de l'article du *Dictionnaire encyclopédique* auquel nous l'avons prise.

Arrivons maintenant à la belle statistique que M. Broca a dressée dans une famille qui compte *trois générations* de « médecins éclairés », c'est dire combien grandes sont les chances de véracité que peuvent présenter les faits qu'elle contient.

Mme Z...*, c. sein 1788.

- Mme A...*, 62 ans, c. *foie*.
  - Fille, 68 ans.
  - Fille, 72 ans.
  - Fille, 74 ans.
- Mme B...*, 43 ans, c. *foie*.
  - Fils*, 28 ans.
  - Fils*, 64 ans, c. *estomac*.
  - Fille*, 35 ans, c. *sein*.
  - Fille*, 35 ans, c. *sein*.
  - Fille*, 40 ans, c. *sein*.
  - Fille*, 45 ans, c. *foie*.
  - Fille*, 60 ans.
- Mme C...*, 51 ans, c. *sein*.
  - Fils* à l'armée.
  - Fils, 72 ans........
    - Fille*, 18 ans, paraplégie.
    - Fille, 24 ans.
  - Fille*, 37 ans, c. *sein*.
    - Fils, 58 ans........ 3 fils.
    - Fils* aux colonies.
    - Fille* en couches.
    - Fille*, 49 ans, c. *sein*. 2 filles.
    - Fille* 41 ans, phthisique.
  - Fille*, 40 ans....... Fils.
  - Fille*, 47 ans, c. *utérin*.
  - Fille*, 55 ans, c. *sein*. 2 fils.
  - Fille*, 61 ans, c. *foie*.
- Mme D...*, 54 ans, c. *sein*........ Fils, 70 ans.

Dans une seule famille, de 1788 à 1856, sur 38 membres, dont 26 au delà de 30 ans, on a compté 15 cas de décès par le cancer. Or, en France, d'après le nombre des décès survenus après trente ans, ceux par cancer sont de 4 pour 100 au maximum, ou bien 1 sur 25 ; or sur les 26 sujets de l'observation ayant plus de trente ans, il y en a 15 qui sont morts de cancer. Il est donc bien démontré qu'ici l'hérédité a multiplié par 15 les chances de cancer.

Il y a eu 1 homme sur 7, et 14 femmes sur les 29 filles, ayant dépassé l'âge adulte : proportion effrayante !

Ceci démontre donc bien, d'une *manière définitive*, que le cancer est héréditaire ; seulement cette transmission est réellement exceptionnelle, ainsi qu'on a pu s'en convaincre par les relevés statistiques de différents auteurs, cités plus haut ; et il faut bien que la chose soit rare, puisque des auteurs ont cru pouvoir la mettre en doute.

La prédiposition héréditaire semblerait diminuer avec le

nombre des générations atteint, si on s'en rapportait à la seule statistique de M. Broca. Mais alors comment expliquer la rapidité de la carcinose chez les plus jeunes, dans une famille, ainsi qu'on peut s'en convaincre en se reportant à la statistique de Moore? Comment expliquer ce fait, que les filles peuvent mourir avant leur mère, ainsi que M. Broca l'a remarqué, et même avant que la manifestation cancéreuse se soit montrée chez cette dernière? Comment, si ce n'est pas la gravité croissant avec l'âge de la diathèse. C'est là un point de l'étiologie qui, comme bien d'autres, est encore dans l'ombre.

On a prétendu aussi qu'il fallait tenir compte de l'*influence du sexe;* Velpeau nous dit que pour le plus grand nombre de ses malades, la maladie cancéreuse avait existé chez la mère, soit au sein, soit à l'utérus. Nous ne serons pas aussi affirmatif, en raisonnant d'après les résultats fournis par les auteurs que nous avons consultés, car si deux fois il y a eu identité du sexe, deux fois aussi les sexes se sont croisés.

Il est un autre fait bien digne d'attirer l'attention, c'est que la transmission morbide n'est pas toujours immédiate: en effet, un homme ayant reçu la diathèse d'un de ces ascendants, peut échapper lui-même, pendant une longue vie, aux conséquences de cet état héréditaire et voir sévir sur ses enfants le mal qui l'a épargné. C'est ce qui constitue ce qu'on a appelé *l'atavisme*, *atavi*, aïeux). Ce fait prouverait bien l'hérédité de la prédisposition, qui resterait alors à l'état latent, faute d'une occasion pour la développer. C'est là, du reste, l'interprétation de la majorité des auteurs modernes, à laquelle nous nous rangeons.

Jusqu'ici nous ne nous sommes occupé que de l'hérédité directe; examinons un peu si l'on peut faire entrer en ligne de compte l'*hérédité collatérale*, soit par les frères et sœurs, soit par les oncles et tantes. C'est là un point de la question, peu traité en général, et au sujet duquel les statistiques ne peuvent rien nous fournir.

Nous n'en avons trouvé qu'un exemple, cité par Rosenstein (1) et dû à Ballard, dans lequel une personne de soixante-dix ans, dont la sœur était morte d'un cancer de la langue, avait vu mourir son fils d'un cancer de la jambe.

Mais Gintrac s'était occupé de ce sujet (2), et il avait remarqué que l'influence héréditaire pouvait ne se manifester, quelquefois, que par des effets collatéraux, c'est-à-dire que dans ces cas-là, le père, la mère ni les aïeux n'avaient eu le genre d'affection qu'ils avaient vu s'attacher cependant à tous ou presque tous leurs enfants. « Il existe donc des dispositions, des cons- » titutions de famille, qui germent avec une subite activité, » bien que les antécédents n'en eussent donné aucun indice. »

Qu'un enfant ait la même prédisposition morbide qu'un oncle ou qu'une tante, cela ne suffit pas, selon nous, pour établir l'hérédité collatérale. Nous laissons donc cette question avec des points de doute, étant cependant plus disposé à la rejeter.

La prédisposition à la carcinose peut donc se transmettre par les voies de la génération. Mais comment? on ne le sait point, et rien n'indique d'abord qu'elle aura ou qu'elle n'aura pas de manifestations dans la descendance des individus qui ont le malheur de la posséder. C'est un phénomène impossible à expliquer sans doute, mais conforme, du moins, à l'ensemble de nos connaissances sur l'hérédité des maladies.

Nous ne dirons rien de l'*hérédité indirecte*, parce que nous n'avons rien trouvé qui puisse nous autoriser à traiter ce sujet. Du reste, quelles maladies autres que le cancer pourraient, en passant des parents aux enfants, subir une telle transformation! Que si quelquefois on a cru rencontrer une semblable transmission indirecte, on a eu très-probablement affaire, selon nous,

(1) Rosenstein, *Maladies des reins*, 1874, page 530.
(2) Gintrac, in *Mémoires acad. méd.* 1847, t. XI, p. 197.

à un état cancéreux acquis. Quant aux transformations possibles des diathèses scrofuleuse, tuberculeuse, arthritique et herpétique, ou autres en carcinose, nous aurons l'occasion d'y revenir en traitant spécialement de ces influences étiologiques.

A ces divers ordres de faits, et pour ne rien oublier, nous ajouterons, avant de terminer ce chapitre, quelques mots de la *consanguinité des parents*. Et à ce propos nous ne pouvons que répéter des généralités, car il n'a rien été remarqué de spécial, touchant la carcinose. Des observations et des expériences nombreuses entreprises sur les animaux, il ressort que l'influence des mariages consanguins sur les générations, est bonne ou mauvaise, suivant que les auteurs sont atteints ou exempts de maladies constitutionnelles, surtout de cancer, car alors nous rentrerions dans les conditions ordinaires de l'hérédité.

CHAPITRE III.

CAUSES EXTERNES, HYGIÉNIQUES.

Nous venons de voir, successivement, l'influence que les diverses circonstances physiologiques pouvaient avoir sur le développement de la carcinose ; et nous sommes malheureusement obligé d'avouer que le peu de notions que nous pouvons posséder sont tout au moins obscures. Lorsque nous aurons envisagé la question au point de vue des causes hygiéniques, nous serons encore dans la même indécision ! C'est qu'en effet nous sommes aux prises ici avec une affection générale, à évolution lente, souvent héréditaire, et qui ne se manifeste, à la suite d'une des influences que nous recherchons, qu'après un temps plus ou moins éloigné du moment où cette cause a pu entrer en action. Et puis, bien souvent, plusieurs causes sont entrées en jeu en même temps, ou successivement, avant que l'économie ait pu traduire par des signes extérieurs l'affection sous la domination de laquelle elle se trouvait.

Tout concourt, en un mot, à l'obscurité de l'étiologie de la carcinose, étiologie dans laquelle les causes externes jouent évidemment un rôle, mais lequel ? C'est ce que nous allons chercher. Toutefois, au début de ce chapitre, nous demandons qu'il nous soit permis de nous tenir sur une grande réserve, quant aux conclusions, en raison même de la grande complexité des faits que nous aurons à présenter et à critiquer. Nous aurons à voir si les villes et les campagnes exercent une influence nocive ou préservatrice dans cette éclosion morbide ; quel compte faut-il tenir des mauvaises conditions sociales ; devons-nous, avec certains auteurs, admettre les influences morales, la misère physiologique, le défaut d'exercice, etc., comme agents de la carcinose ? autant de points à élucider, si faire se peut, à cause même de la fréquente coïncidence de ces causes.

Agglomérations. — *Villes.* — Tous les auteurs sont d'accord sur ce point, que les cas et les décès par cancer sont plus fréquents à la ville qu'à la campagne ; dans quelle proportion, c'est ce que nous verrons tout à l'heure : disons cependant que les statistiques peuvent ne pas être de la plus grande justesse, car les campagnards, quand ils se voient sérieusement malades, viennent à la ville se faire soigner, et, pour ce qui est de Paris, entrent alors aux hôpitaux et viennent ainsi grossir le nombre de cancéreux qu'on peut observer dans la ville. Ce n'est pourtant pas là une explication suffisante. Cette prédominance numérique nous avons cru bon de la donner cependant, ne cherchant pas d'ailleurs à l'expliquer.

Pour certains auteurs (1), il ne faudrait pas attribuer cet

(1) Hénocque, art. *Carcinome* in *Dict. encycl.*

excès de mortalité à un excès correspondant de la population : les chiffres de Hirsch tendent à le démontrer. Ainsi à Londres, de 1853 à 1855, il y avait environ 0,04 acres de terrain par habitant; on a constaté 0,45 décès pour 1,000 dans cette période. Dans le comté de Huntingdon, il y a eu la même mortalité, et cependant le terrain est plus grand, puisqu'il y a 3,54 acres par habitant.

Il n'en n'est pas de même pour Boston : Shattuck nous donne en effet sur 1,000 décès généraux, 5,6 de cancer pour la ville et 12, 3 pour la campagne. A Genève, au contraire, où il y avait, en 1854, 31,561 habitants occupant un espace bâti de 379,095 mètres carrés, soit 12 mètres carrés par habitant, Marc d'Espine a compté, sur 66 décès par le cancer 28 dans la campagne et 38 dans la ville. Nous avons pu voir, par sa statistique, que Hirsch, qui tient compte de la densité de la population, attribuait la fréquence du cancer dans les villes au peu d'étendue de l'espace moyen par habitant. Dans le Westmoreland, où celui-ci est plus grand : 8,48 acres par individu, les décès ne sont qu'au nombre de 0,21 p. 1000.

Lebert est du même avis. Scanzoni fait jouer un rôle assez important au séjour dans les villes; ainsi sur 108 femmes atteintes de cancer de l'utérus, il a observé que 78 habitaient la ville, 30 seulement la campagne.

Nous avons vu dans le *Dictionnaire encyclopédique* une répartition, faite par Walshe, de 509 cas de cancer observés par lui dans les districts de Londres. Cette statistique, par le résultat qu'elle fournit, nous semble tout au moins singulière, d'autant plus qu'elle n'est pas expliquée.

10 districts	insalubres	127	
10 —	moyens	183	509
10 —	salubres	199	

Elle roule sur 1 million d'individus a Londres.

Marc d'Espine a fait un relevé par âge, et par citadins et campagnards, de ses 889 cas.

	1,10	10,20	20,30	30,40	40,50	50,60	60,70	70,80	80,00	90,100
Citadins	1	1	8	33	81	127	134	79	24	2
Campagnards	1		4	31	60	81	121	77	23	1

Ce qui donne un total de 490 citadins contre 399 campagnards. Nous pouvons remarquer que la progression se fait dans les mêmes proportions pour les uns que pour les autres, mais que les chiffres des deux catégories, correspondant aux âges extrêmes de l'âge moyen du cancer, sont absolument les mêmes, et que la différence de 100 qui est donnée en faveur de la campagne, est due au nombre moins grand de décès observés de 40 à 60 ans.

Nous pouvons donc conclure, sans crainte, en disant que le cancer s'observe de préférence dans les endroits où la moyenne de terrain est trop restreinte pour chaque habitant, dans les villes, en un mot.

Nous n'avons pu rien trouver, en fait de documents, pour ce qui est de l'action possible du *froid*, de l'*humidité*, des *habitations*. Quant aux *vêtements*, nous en dirons un mot à propos des professions; quel rôle joue le corset? Son importance, en la matière, est, croyons-nous, au moins exagérée; s'il exerce une action quelconque sur le foie, l'estomac, nous aurons à parler de cette action dans le paragraphe concernant les traumatismes. Cependant Van Swieten (1) en cite une observation.

Nous n'avons rien rencontré sur ces différentes causes envisagées séparément, mais nous pouvons prendre la question de plus haut, et en effet ne relèvent-elles pas toutes d'une seule et même origine, la *misère!*

Quel n'a pas été notre étonnement, en voyant que tous les résultats fournis par les auteurs se correspondaient et venaient

(1) *Van Swieten*, œuvres, t. I, p. 879, 1761.

affirmer que le vice cancéreux était plus fréquent dans la classe aisée que dans la classe pauvre! Et les chiffres fournis par Marc d'Espine (1) sont éloquents : les décès par cancer représentant 0,058 des décès généraux, ils représentent 0,106 des décès de la classe aisée et 0,072 seulement de ceux de l'autre.

Suivant le même auteur (2) l'âge moyen des personnes aisées a été de 60,2 et de 66,4 pour les pauvres. Ceci pourrait encore s'expliquer par ce fait que, le cancer étant une maladie de l'âge avancé, les individus soumis à l'influence de la misère meurent en plus grand nombre, généralement tuberculeux, avant l'âge d'élection du cancer.

Le médecin génevois nous offre à étudier une autre statistique, dans laquelle, sur 706 décès de la classe aisée, il y a eu 82 cas de cancer; soit donc 111 par 1000, tandis que, pour l'ensemble de la population, la proportion n'a été que de 52 par mille. Il est vrai que cette classe jouit d'une légère immunité quant aux affections scrofuleuses et tuberculeuses : M. Bertillon (3) a établi le rapport de mortalité à 33 0/0 des pauvres contre 13 p. 0/0 des riches dans la tuberculose.

Ces 82 cas se divisent ainsi : estomac, 32; bouche, 2; intestins, 5; rectum, 2; foie, 5; utérus, 10; ovaire, 1; seins, 11; glandes, 4; os, 1; organes génitaux homme, 2; diathèse généralisée, 2. Ce sont les décès par localisations dans le tube intestinal qui se font remarquer de préférence. Et, en effet, il y en a un nombre 3 à 4 fois plus considérable dans la classe aisée que dans l'ensemble dans la population. Ainsi le cancer s'attaque de préférence aux gens aisés; et il semble qu'il faille attribuer à leur meilleure chère cette localisation, dans l'appareil de la digestion, des manifestations de la carcinose.

(1) In *Annales d'hygiène*, 1847, t. 38.
(2) M. d'Espine, *Essai de statistique mortuaire*.
(3) Bertillon, *in* Damaschino. *Etiologie de la tuberculose*, 1872.

A côté de cette misère physique vient se ranger une autre espèce de misère qui frappe aussi bien le riche que le pauvre, c'est la *misère morale, physiologique* qu'engendrent la tristesse, le chagrin, les passions non assouvies, ou des privations trop grandes.

Voilà encore une cause qui, pour certains auteurs, mais au dire du public surtout, exerce une grande influence. Pour Lebert, cependant, il n'en est pas toujours ainsi; il admet le plus souvent une simple coïncidence, car le cancer arrive à l'âge où la sensibilité est émoussée, tandis que, si cette cause avait une valeur réelle, il devrait être plus fréquent à l'âge de la puberté, où les émotions sont plus vives.

Bayle admet que les passions tristes sont de puissantes causes occasionnelles (1), et Scanzoni semble être du même avis, puisque, sur 108 cas de cancer utérin, il a noté 84 femmes ayant été soumises à l'influence de chagrins ou d'émotions tristes. Il ajoute même que les premiers symptômes de la maladie sont apparus souvent après l'émotion fatale. La femme qui est l'objet de l'observation VI de la thèse de M. Moricourt avait éprouvé beaucoup de chagrins (2).

Les hommes hypocondriaques sont surtout exposés au cancer, d'après Sabathier. Il rapporte l'observation d'un officier qui fut opéré trois fois d'un cancer du sein, et qui se trouvait précisément dans cet état. Nous trouvons dans la thèse de M. Chenet (3) une observation qui semble plus probante. Elle est due à une communication du Dr. Parisot, de Nancy. Un de ses clients, de bonne santé antérieure, mais miné depuis cinq ans par des chagrins profonds, avait ressenti trois ans auparavant des douleurs dans la région hypogastrique, douleurs dues au

(1) *Traité des maladies cancéreuses.*
(2) Moricourt, *Nature des affect. cancéreuses* (Th. Paris, 1864).
(3) Chenet, *loco citato.*

développement d'une tumeur carcinomateuse dans la fosse iliaque g. Ce professeur reconnaît à une grande souffrance, au chagrin, une large part dans la production du cancer.

Virchow (1) sans être très-affirmatif, dit cependant qu'une nutrition générale languissante, lorsqu'il s'y ajoute des affections psychiques quelconques, seront cause du renforcement dans le travail morbide. En présence d'affirmations tirées d'hommes aussi considérables, nous croyons devoir conserver à cette cause une réelle importance.

Quant à la misère physiologique, elle agit, ce nous semble, en plaçant l'organisme dans des conditions les plus fâcheuses, et en l'empêchant ainsi de lutter contre l'imminence morbide, sous le coup de laquelle il se trouvait. Nous en donnerons trois exemples, tirés de la thèse de M. Moricourt. Une femme de 47 ans attribuait son mal (cancer des ovaires) à des privations de toutes sortes endurées depuis 2 ans. Une autre, 36 ans, avait eu des revers de fortune, à la suite desquels elle avait dû s'imposer de grandes privations. Un jeune homme, enfin, atteint de cancer du maxillaire sup., avait mené une vie orageuse, pleine de nombreux excès.

Les *excès*, eux aussi, ont été mis en avant, comme causes occasionnelles; mais c'est surtout pour l'utérus qu'on s'en est occupé; c'est assez dire qu'on a circonscrit la question à l'étude des *excès vénériens*, en plus tout aussi bien qu'en moins. Nous ne parlerons pas ici de l'onanisme, qui a amené quelquefois, comme nous le disions dans le chapitre précédent, le cancer du clitoris; nous nous en occuperons d'autant moins que cette cause perd de son importance si on songe à la fréquence de ce vice dans l'enfance.

De tous temps l'abus des plaisirs vénériens a été mis en avant.

(1 Virchow, *Pathologie des tumeurs*.

Primerose (1) cité par Calmels (2) admettait des rapprochements sexuels trop fréquents ou disproportionnés comme cause efficiente : « In coitu etiam sæpe effici potest, sive grandior penis fuerit, sive violentius et sæpius agitetur quam par est. »

Lebert, cependant, disait que le cancer s'attaquait à l'homme le plus intempérant, comme à l'homme le plus sobre; à la femme la plus lascive, comme à la plus vertueuse ou à la plus réservée.

Pour Bayle, le célibat, la stérilité, aussi bien que les abus vénériens, devaient entrer en ligne de compte. Richerand était du même avis : sur 47 femmes cancérées, observées par lui à Saint-Louis, 11 avaient commis des excès vénériens avant la puberté, 7 à l'époque de cette révolution critique, et le reste avait été stérile ou avait eu des avortements.

Scanzoni, chez 36 de ses malades sur 108, avait constaté la stérilité ; 91 étaient mariées ; mais chez 15 autres, il avait pu constater une lascivité insatiable, « tantôt d'après l'aveu des malades elles-mêmes, tantôt d'après les plaintes de leurs maris, qui accusaient leurs femmes de les avoir encore tourmentés, lorsque la maladie avait déjà fait des progrès considérables. »

A l'objection du cas des filles publiques, qui sont rarement cancérées, Scanzoni répond que l'excitation morale qui accompagne le coït chez les femmes qui cohabitent avec un mari qu'elles aiment est le point important ; que c'est plutôt cette émotion qui agit sur la pathogénie du cancer que le coït lui-même. Nous rentrons donc dans les cas dont nous parlions tout à l'heure.

Les prostituées sont-elles moins ou plus disposées que d'autres à contracter le carcinome utérin ? Il y a eu à ce sujet de

(1) Primerose, *De mulierum morbis*.

(2) Calmers, *Cancer de l'utérus et ses rapports avec la grossesse* (*Th*. Paris 1874).

longues discussions à l'Académie de médecine, notamment le 21 juillet 1831, après lesquelles la question resta indécise. Lebert est très-affirmatif cependant, il le dit très-rare. Parent-Duchatelet (1), qui a étudié la question de la prostitution de très-près, nous dit que, d'après les renseignements qu'il a puisés dans les infirmeries des prisons, auprès des médecins, ces affections sont considérées comme fort rares. Ceci peut tenir aussi à ce que la statistique est fort difficile à faire, attendu que, de gré ou de force, les prostituées ne persévèrent pas, jusqu'à l'âge où d'habitude arrive le cancer, dans la carrière où elles étaient lancées.

Un seul auteur a parlé de l'épuisement par excès de travail, comme condition étiologique propice à la naissance du cancer, c'est Churchill.

Nous plaçons ici un cas, unique croyons-nous, mais qui tendrait à prouver la possibilité de l'*infection de la mère par le fœtus*. C'est une observation du professeur Friedreich : Une femme de 37 ans, enceinte, de bonne santé avant sa grossesse, entre à la clinique d'accouchements. L'enfant vient au monde le 20 décembre, en avance de trois semaines, et meurt 6 jours après, avec sclérème généralisé et tumeur cancéreuse sus-rotulienne. La mère est morte 9 jours après, le 29 décembre présentant des carcinomes multiples du foie, des os et des ganglions.

En résumé, nous voyons quelle part il faut faire aux mauvaises conditions hygiéniques dans la production de la carcinose ; nous voyons aussi que, réunies, elles paraissent avoir une action plus importante que si elles agissaient isolément.

ALIMENTATION.

Les individus mal nourris sont généralement mal logés, mal vêtus, en un mot, dans l'ensemble des conditions qui consti-

(1) Parent-Duchatelet, *De la prostitution dans la ville de Paris*, 1857, 3e édit., t. I, p. 236.

tuent la misère ; cependant, nous avons distrait la question du régime des autres conditions hygiéniques, parce qu'il nous a semblé qu'elle avait une réelle importance, laquelle réclamait un article spécial.

Quelle est donc la part étiologique qui revient à une mauvaise alimentation ? Bien peu d'auteurs ont essayé de la déterminer, et ceux qui s'en sont occupés ont donné des résultats tellement vagues qu'il n'est guère permis de se faire une opinion certaine. On ne peut guère que rechercher quel degré d'importance on doit attribuer à la mauvaise nourriture parmi les causes qui favorisent le développement des maladies cancéreuses.

Les aliments indigestes et âcres, dit Robert, exercent une influence « délétère » sur cette affection, ainsi que les excès alcooliques ou un jeûne austère. Et, en effet, « ce n'est pas ce qu'on mange qui nourrit, c'est ce qu'on digère, » a dit M. Bouchardat. Aussi voyons-nous les auteurs qui se sont occupés de la question nous dire qu'un régime grossier, des aliments falsifiés, renfermant des principes non assimilables à l'économie (Chenet), peuvent contribuer à la formation du cancer. Leblanc avançait que le carcinome était plus fréquent chez les animaux carnivores que chez les herbivores, et cependant, dans l'observation de M. Moricourt, rapportée plus haut, la femme n'aimait que les légumes et ne mangeait pas de viande.

Pour nous, nous ne reconnaissons d'influence à l'alimentation que lorsqu'elle est insuffisante en qualité ou en quantité ; alors, elle a pour effet de déprimer l'organisme, de diminuer sa force de résistance en ne contre-balançant pas la perte quotidienne, et par là de favoriser les manifestations carcinomateuses chez les sujets marqués de diathèse.

En regard de l'alimentation insuffisante, certains auteurs ont placé l'alimentation exagérée. Budd prétend que le cancer du foie atteint de préférence les individus qui vivent largement. C'est là une hypothèse que rien jusqu'ici n'autorise à admettre ou à rejeter; car il nous est difficile d'admettre que la surabondance des matériaux de réparation produise le même effet que leur insuffisance; à moins toutefois qu'elle n'agisse sur le foie qu'en excitant ses fonctions et en amenant une irritation locale ; nous aurons à étudier bientôt cette cause importante.

En Angleterre, on désigne le foie cancéreux sous le nom de *wiskey liver* pour faire ressortir l'influence que l'abus des boissons alcooliques exerce sur son développement. Bayle rangeait aussi l'usage excessif des alcools parmi les causes ordinaires du cancer de l'estomac, et tous les auteurs sont d'accord sur ce point.

On a remarqué que le cancer était commun en Normandie; Valentin se demande si c'est au cidre que l'on boit beaucoup dans ce pays, et particulièrement à l'acide malique qu'il fallait l'attribuer.

Un enfant, dont la nourrice est cancéreuse, est-il exposé à contracter la maladie?

Aucun fait ne démontre, pour le moment du moins, qu'un tel lait soit capable de transmettre l'affection. Nous savons seulement que les affections chroniques qui appauvrissent et débilitent l'organisme, se traduisent chez les nourrices par un lait faible en graisse et en caséum (1). L'assertion de MM. Becquerel et Vernois (2), d'après lesquels le lait des nourrices faibles de constitution est un lait plus riche, ne peut être qu'un de ces paradoxes auxquels conduit souvent la statistique quand elle ne porte pas sur un assez grand nombre de faits (3).

« Depuis longtemps, dit Sylvius, j'ai observé que les enfants » sucent, avec le lait, le tempérament aussi bien que les incli-

(1) Guillot, *Propriétés et altérations du lait de femme* (*Th.* Paris, 1867).
(2) Becquerel et Vernois, *Ann. d'hygiène*, 1853.
(3) *In* Damaschino, *loco citato*.

» nations qu'on remarque en eux pendant le cours de leur vie. » Il n'est là que l'écho d'une erreur régnant de son temps. Aucune recherche analytique n'a pu faire découvrir dans le lait un principe morbide. Par l'observation directe, Hunter, Ricord et Cullerier sont conduits à rejeter complétement cette transmission (1). Bouchut est encore du même avis (2).

En conséquence, nous n'accorderons à la mauvaise nourriture qu'un rôle purement débilitant, capable de livrer l'organisme à la carcinose.

PROFESSIONS.

Il est difficile, plus même qu'on ne peut se le figurer, de se faire une idée exacte de l'influence que peut exercer la profession sur le développement de la carcinose. Le nombre, d'ailleurs, des professions qui ont été le plus particulièrement étudiées est fort restreint.

En tout cas il ne suffit pas de rechercher dans les statistiques le nombre des victimes causées dans chaque corporation par le cancer : combien d'influences étrangères au métier sont venues compliquer l'étiologie, qu'il faudrait pouvoir débrouiller pour connaître réellement la part des professions dans les causes du cancer. Ainsi aucune des statistiques que nous avons pu trouver, et qûe nous citerons tout à l'heure, n'a tenu compte de l'hérédité. Le nombre des individus qui ont pu hériter de la prédisposition n'est certainement pas le même dans toutes les professions ; par conséquent c'est un facteur qu'il eût été important de ne pas négliger.

Hannover (3), qui a fait et publié, sur les maladies des

(1) Mitivié, *Hérédité naturelle* (*Th.* Paris, 1874).

(2) Bouchut, *Maladies des nouveau-nés*.

(3) Hannover, *Maladies des artisans de Copenhague*, in *Annales d'hygiène*, 2e série, t. XVII, 1862.

ouvriers, de très-intéressantes recherches, nous dit qu'il a observé, de 1843 à 1847 pour 1,000 malades artisans, 6 cas de cancer, tandis qu'il en a vu 9, sur 1,000, dans la catégorie de ce qu'il appelle les non-artisans, c'est-à-dire les étudiants, les médecins, domestiques, etc. La proportion des décès, de 1840 à 1859, a été de 60 pour 1,000 dans le premier cas, et de 56 dans le second.

Avant de donner l'extrait qui nous intéresse particulièrement, de la statistique de cet auteur, voyons donc les professions où on a noté une influence directe et spéciale. Il est à remarquer que c'est surtout vers le cancer du scrotum que convergent toutes les recherches qui ont été faites depuis Percival Pott (1) jusqu'à nos jours. Selle en avait parlé déjà et le désignait sous le nom de *verrues fuligineuses* (infwartzen des Anglais) (2).

C'est surtout chez les *ramoneurs*, nous dit Curling (3), que l'on rencontre le cancer du scrotum ; et il n'est pas douteux, dit-il, que l'action irritante de la suie sur la peau des bourses n'en soit la cause occasionnelle. Cette affection peut se montrer ailleurs, mais il est évident que les plis de la peau, que l'on rencontre en abondance aux bourses, expliquent cette fréquence, en permettant le séjour plus prolongé de la suie. Comme preuve de l'action de ce corps, sir Earle rapporte le cas d'un jardinier qui portait un ulcère analogue au cancer des ramoneurs sur tout le dos de la main gauche ; or cet homme, au printemps, avait l'habitude de jeter de la suie (avec la main droite) autour des jeunes plantes ; il portait cette suie, dans un pot de fleurs, avec la main gauche.

Cependant il est une objection facile à faire, c'est qu'il y a beaucoup de ramoneurs, et relativement très-peu de cancers du

(1) P. Pott. *Œuvres*. London 1790.

(2) Selle, *Médecine clinique*, 1787, p. 217.

(3) Curling, *Maladies des testicules*, traduit par M. Gosselin, 1857.

scrotum dans cette corporation. La suie n'agirait alors, probablement, par son contact prolongé, qu'en donnant à la peau un état favorable à la production de la maladie, chez un individu prédisposé.

Et cette prédisposition, ici aussi, peut être héréditaire ! Sir Earle cite le cas d'un homme de trente-cinq ans, qu'il avait opéré, et dont le grand-père, le père et un frère étaient morts de cette affection. Cusack (1) a opéré une femme quelque temps *après* son fils.

L'âge moyen de cette affection varierait entre 30 et 40 ans. Cependant Wadd en a présenté un cas de 15 ans, et sir Earle un de 8. Chez quelques sujets la suie semble exercer une action à manifestations très-éloignées ; ainsi un matelot, qui depuis vingt-deux ans n'était plus ramoneur, dut être opéré.

Cette maladie, observée presque exclusivement en Angleterre, a été rarement rencontrée aux Etats-Unis par Warren. Pour la France, Richerand (2) avance la même opinion.

D'autres substances irritantes peuvent également amener cette maladie ; Warren (3) l'a rencontrée chez des individus qui n'étaient pas ramoneurs. Le Dr Fergusson dit avoir enlevé un cancer du scrotum chez un homme qui n'avait jamais été ramoneur, mais qui travaillait au guano depuis plusieurs années.

Le Dr Paris rapportait que les chauffeurs de fourneaux dans les mines étaient parfois atteints de cette affection ; pareille observation a été faite par M. Manouvrier (4). D'après ses recherches, en effet, les *ouvriers de cave*, vivant dans une atmosphère confinée, chargée de poussières charbonneuses,

(1) Cusack, *Dublin journal of med. scienc.*, t. XXI.

(2) Richerand, *Nosographie chirurgicale*, t. VI.

(3) Warren, *Surgical observation on tumours*.

(4) Manouvrier, *Fabrication des agglomérés de houille et de brai*. *Ann. d'hygiène*, 2e série, 1876, t. XLV.

sont fréquemment atteints de cancroïde, variété épithéliome papillaire, siégeant le plus souvent au scrotum ; sur 3 cas, il était 2 fois sur la bourse droite, 1 fois sur la gauche. Cependant cette affection peut se rencontrer également sur la face, notamment dans le pli naso-génal, d'où il part pour se propager aux lèvres. Selon cet auteur, ce cancer a de grandes analogies avec le cancer des ramoneurs, dont nous parlions tout à l'heure.

Il a été fait, au troisième congrès des chirurgiens allemands, à Berlin, en 1874, par M. Wolkmann (1), une communication relative à des accidents professionnels. Il a signalé 3 cas de cancer primitif du scrotum chez des ouvriers d'une *fabrique de paraffine*. D'après lui, Langenbeck avait déjà signalé les inconvénients des bandages en paraffine, qui occasionnaient des accidents débutant par des démangeaisons, et aboutissant à l'ichthyose.

Comment agit ce corps ; quels ouvriers atteint la maladie de préférence ? Nulle part nous n'avons pu trouver de renseignements capables de nous éclairer. Nous signalons donc simplement ce fait aux recherches des hygiénistes futurs.

Nous remarquons, cependant, que c'est surtout sur les ouvriers que leur état force à vivre dans une atmosphère confinée, chargée de poussières dures, que s'est manifestée la maladie, tandis que ceux de la même profession, qui travaillaient à l'air libre, ont paru en être préservés, dans une certaine mesure.

Nous extrayons de la statistique de M. Hannover quelques résultats sur l'influence des poussières végétales ; ce sont les tourneurs qui ont offert le plus de mortalité, puis les menuisiers, les charpentiers et les tisserands, *ex æquo*. Les boulangers et les maçons ont offert une mortalité relativement rare.

(1) Volkmann, in *Ann. d'hygiène*, 2e série, 1875, t. 44.

Voici d'ailleurs, par ordre de décroissance, cette statistique :

PROFESSIONS.	DÉCÈS Cancer.	DÉCÈS Généraux.	Moyenne p. 100.	PROFESSIONS.	DÉCÈS Cancer.	DÉCÈS Généraux.	Moyenne p. 100.
Doreurs.	1	4	25	Lithographes.	1	13	7.6
Teinturiers	2	9	22 2	Tailleurs	15	206	7.2
Tourneurs	4	28	14.2	Gantiers.	1	16	6.2
Confiseurs	2	14	14.2	Imprimeurs	3	53	5.6
Chapeliers	2	15	13.3	Peintres	5	89	
Pelletiers	1	8		Cordiers.	1	19	5.2
Tanneurs	2	16	12.5	Menuisiers.	1	21	4.7
Voiliers	1	8		Relieurs.	1	25	4
Maçons	9	104	9	Cordonniers	12	309	3.8
Menuisiers.	21	259	8.1	Selliers	2	53	3.7
Charpentiers	8	101		Serruriers	5	151	3.3
Orfèvres.	2	25		Tonneliers.	1	32	
Charbonniers.	1	13	8	Bouchers	1	30	3.2
Tisserands.	1	12		Ouvriers en tabac. . .	1	31	
Fabric. d'instruments.	8	102		Boulangers.	2	62	

Dans la classe plus élevée, dans ce qu'il appelle les non-artisans, on trouve : Etudiants 4 sur 122, soit 3,2, — prédicateurs 7 sur 50, soit 14 pour 100 —jurisconsultes 9 sur 103, soit 8,7 pour 100. Ce qui nous donne une moyenne générale plus élevée.

Pour Lebert, il faudrait tenir peu de compte de l'influence professionnelle, parce que, selon lui, un ouvrier exerce souvent plusieurs professions dans sa vie, et qu'il est difficile d'appliquer à l'une ou l'autre d'entre elles l'influence en question. Il a pu noter, sur 39 cas de cancer utérin, 7 blanchisseuses, 4 couturières et 3 domestiques.

Dans les grandes villes on voit beaucoup d'écrivains publics, de copistes, d'hommes de lettres, être exposés au cancer de l'estomac par la pression habituelle exercée sur la région épigastrique. Nous en trouvons un cas dans Prus (1) et emprunté à Aussant (*Recherches sur le squirrhe de l'estomac*) ; il rapporte le cas d'un chapelier qui s'est présenté à l'Hôtel-Dieu avec une tumeur épigastrique ulcérée. Cet homme s'appuyait constamment, pour fouler le tissu des chapeaux, sur une planche inclinée. Mort quelques jours après, il fut procédé à l'examen nécropsique : on put constater une tumeur squirrheuse de l'estomac.

Armée. — L'armée se recrute parmi les hommes les plus robustes ; ce sont tous des sujets jeunes; la moyenne de l'âge, prise sur tous les éléments qui composent l'armée, est d'environ trente et un ans; et cependant le cancer y exerce ses ravages, dans une moyenne de 1,59 sur 1,000 décès généraux. Il est évident que l'influence héréditaire doit entrer ici en ligne de compte, mais il faut tenir compte aussi de la profession. Ainsi Larrey (2) a eu l'occasion de voir deux cas d'ulcération cancéreuse du sein chez l'homme, cas dans lesquels il faisait remonter l'origine du mal à certains froissements de la poitrine, dans le maniement des armes, ou bien à la pression des vêtements d'uniforme dans les exercices de gymnastique.

Nous avons recherché quelle avait été cette mortalité dans l'armée pendant une période de dix ans, de 1863 à 1874 inclus, non compris les années 1870 et 1871, pendant lesquelles la guerre franco-allemande a empêché la régularité des statistiques. Nous nous sommes adressé, pour cela, à la statistique générale de l'armée, rédigée avec la plus grande exactitude par le ministère de la guerre, et c'est dans les tableaux A, B, F, n° 1, n° 3, n° 4 et G, n° 2, que nous avons trouvé les renseignements que nous condensons en les résumant ci-contre :

(1) Prus, *C. de l'estomac*. Paris, 1828.
(2) Larrey, *in* Chenet (*Th.* Paris, 1876).

Mortalité de l'armée.

ANNÉES	EFFECTIF MOYEN		MOYENNE DES PRÉSENTS.		ENTRÉES aux hôpitaux	DÉCÈS par maladie.	DÉCÈS				MOYENNE pour 1000		RÉFORMÉS	
							CANCER		TUBERCULOSE					
	Intérieur	Algérie	Intérieur	Algérie			Int.	Alg.	Int.	Alg.	cancer	tuberc.	cancer	autres
1863	294.149	67.548	246.453	63.905	112.077	3.265	6	2	509	67	2.45	17.9	1	2.485
1864	273.275	74.456	235.700	69.744	123.742	3.935	6	1	460	83	1.77	13.9	1	2.722
1865	262.807	86 461	228.494	79.894	123.628	3.97	8	2	504	121	2.54	15.6	1	2.433
1866	205.743	70.490	229.761	66 979	109.360	3.486	4	3	505	82	2.49	18.4	»	»
1867	316.992	67.188	274.658	62.723	118.033	4.420	5	1	544	63	1.45	14.6	2	2.950
1868	325.306	69.328	267.460	63.746	141.461	5 272	5	1	547	86	1.43	12 »	1	2.800
1869	350.937	62.264	269.874	60.463	120.502	3 879	2	»	569	86	0.54	17 »	»	»
1872	354.487	75.786	288.956	69.613	109.209	3.659	2	»	536	57	0.54	16.2	2	6.843
1873	413.872	67.267	329.735	62.234	105.596	3.768	4	1	554	57	1.33	16.2	2	»
1874	373.365	52.833	323.864	50.947	401.215	3.555	7	»	385	59	2.08	13.2	1	»
	3.230.633	693 321	2.694.672	650.213	1.464.821	38.410	49	11	5.407	762	1.56	15.5	11	20.236
	3.913.954		3.344.885											

Nous y avons ajouté, comme terme de comparaison, les

décès par tuberculose, ainsi que la moyenne pour 1,000. Enfin, dans ce tableau nous n'avons pas compris la répartition par corps et par grade, n'ayant pu trouver, à ce sujet, des renseignements complets.

L'examen de ce tableau est des plus intéressants ; et si nous comparons la moyenne des décès par tuberculose et carcinose, nous voyons que celle-ci est cent fois moins fréquente que l'autre. Voici en résumé les différentes moyennes générales que nous en avons tirées :

				Cancer.	Tuberculose.
Moyenne	par rapport à 1,000	hommes	d'effectif :	0,015	1,5
—	—	—	présents :	0,017	1,7
—	—	—	entrés aux hôpitaux :	0,051	5,1
—	—	—	décédés :	1,56	152,7
des réformés,	—	—	sortis définitivement	0,53	

Partout nous y trouvons cette proportion de 1 à 100, qui d'ailleurs n'a rien qui puisse étonner, la phthisie étant une maladie de la jeunesse.

En résumé les professions déterminent ou favorisent la production du cancer, soit en plaçant l'organisme dans des conditions antihygiéniques, soit en occasionnant une irritation locale et directe.

TRAUMATISMES, IRRITATION LOCALE.

La part d'influence qu'il convient d'attribuer aux traumatismes et aux irritations locales répétées dans l'étiologie du cancer, a été très-diversement appréciée par les pathologistes ; et les dissidences à ce sujet sont beaucoup plus profondes en Angleterre et en Allemagne qu'en France. Nous y reviendrons tout à l'heure.

Broussais soutenait que le cancer dérivait de l'irritation consécutive à un choc; quelle que soit en effet la variété du traumatisme, celui-ci produit une inflammation, laquelle n'a pas, par exemple, la valeur que lui attribuait Gerdy. Cet auteur admettait la formation de productions primitives, qu'il appelait *précancéreuses*, mais auxquelles il déniait, d'une manière formelle, toute nature cancéreuse. Sous l'influence de l'inflammation, le ramollissement et la suppuration s'emparaient de ces dégénérations et les transformaient en cancer !

Il voyait une confirmation de sa manière de voir dans cet aphorisme de Boerhaave (1) : « Sunt per se innocui (les cancers), evadunt ex motu incitato maligni. » Certains auteurs (2), pour ne pas admettre la dégénérescence des tumeurs adénoïdes, survenues à la suite de coups sur le sein, avancent cette loi d'anatomie pathologique formulée par Cruveilhier : « Les productions organiques morbides ne dégénèrent jamais en cancer. »

D'autres, niant l'influence de ces traumatismes, nous disent que le nombre des femmes ayant reçu quelque choc sur le sein est bien plus considérable que le nombre de celles affectées de cancer; et puis, qui peut affirmer que l'organe, malade actuellement, était intact avant la contusion, et que celle-ci n'a pas attiré l'attention sur une tumeur déjà en voie de développement? Bousquet (3) pense que la liberté qu'a le cancer d'atteindre les organes les plus cachés, prouve assez qu'il n'a pas une origine traumatique. Enfin, si la contusion avait le privilége, nous dit M. Tournier, de faire déclarer le cancer du sein, pourquoi ne se produirait-il pas à la suite de coups sur toute autre partie du corps?

Toutes ces raisons, plus théoriques que vraies, demandaient

(1) Boerhaave, *Aphorismes*, 488.
(2) Tournier, *De la contusion du sein* (*Th.* Paris, 1860).
(3) Bousquet, in *Bull. Académie de médecine*, t. IX.

cependant à être exposées, ce que nous avons fait brièvement. Mais maintenant, ces réserves une fois faites, il n'est pas possible de mettre en doute l'influence d'une irritation mécanique ou morbide sur la localisation du carcinome.

Les arguments en sa faveur sont nombreux, et il suffit de rappeller la fréquence du cancer épithélial chez les fumeurs, du cancer du testicule retenu à l'anneau, ou de l'ovaire dans une hernie. Nous en donnerons plusieurs exemples tout à l'heure, dont deux dus à M. le professeur Broca. Ailleurs on a invoqué des causes d'irritation morbide, telles que l'érysipèle, les affections dentaires pour le cancer de la parotide; les cicatrices, les surfaces de vésicatoires. Pour les organes profonds, la cause irritative, moins manifeste, a cependant souvent été indiquée : par exemple les boissons irritantes pour l'estomac ; le grand nombre de couches pour l'utérus ; une irritation anormale pour le rectum. Nous allons avoir à revenir sur ces points de la question (1).

Sans nier absolument l'influence des causes externes dans la production du cancer, quelques auteurs se bornent à dire qu'il faut au moins une prédisposition spéciale, et que, sans elle, la cause externe n'aurait point eu de résultat. D'ailleurs l'importance prépondérante de la diathèse est presque universellement reconnue par la médecine française (2). Sir James Paget en Angleterre, Billroth en Allemagne, sont les défenseurs de cette théorie. Au contraire, de célèbres anatomo-pathologistes, Virchow, Rindfleisch, et des chirurgiens, comme Thiersch, font jouer le rôle principal aux causes locales. C'est l'opinion qu'a soutenue Campbell de Morgan, dans son livre sur l'origine du cancer, en 1873 (3), à la Société pathologique de Londres.

(1) *Dict. encyclop.*, art. *Carcinome.*
(2) *Progrès médical*, 1875, p. 770.
(3) In *Med. Times and Gazette*, 1872.

Nous avons trouvé, sur cet ouvrage, un excellent article de M. Lutaud (1) et nous demandons la permission d'en donner ici quelques extraits, car il résume l'état de la question à l'heure actuelle.

Dès l'origine du débat porté devant cette docte Société, les orateurs s'étaient divisés en deux camps, les *localistes* et les *constitutionnalistes*. Parmi les premiers se rangeaient MM. de Morgan, William Gull, Erichsen; parmi les seconds on comptait sir James Paget et William Jenner.

M. de Morgan, dans son ouvrage, repousse énergiquement l'hypothèse qui place l'origine du cancer primitif dans le sang (blood poison), et il s'appuie sur trois motifs que nous reproduisons : 1° elle n'est pas nécessaire pour l'explication des phénomènes qui président à l'évolution du cancer ; 2° de nombreux faits pathologiques et cliniques s'opposent à son admission ; 3° si nous l'acceptons, il nous faut admettre, ou bien que le même poison, qui sert à la production du carcinome, donne également naissance aux tumeurs dites bénignes, ou bien que chaque tumeur est fournie par un poison spécial.

Et l'auteur s'appuie sur des faits : on n'observe jamais de symptômes précurseurs du cancer ; il est des observations authentiques de tumeurs carcinomateuses qui n'ont jamais récidivé après l'ablation; pendant la période de développement de la tumeur, même pendant celle de cachexie, les plaies qui peuvent survenir accidentellement se cicatrisent avec la plus grande facilité. — Telle est, également, l'opinion de M. Hutchinson.

Voici quelle serait la manière de voir la plus simple, suivant M. de Morgan : « Tous les tissus de l'organisme, et tous les éléments actifs de ces tissus, ont une propriété vitale particulière ; et le sang, fluide commun, leur est distribué à tous de

(1) Lutaud, in *Archives gén. de méd.* 1874, t. 24, 6e série, p. 617.

la même manière, suivant les besoins de chacun d'eux. Or il est évident que si, pour une raison ou pour une autre, la distribution du sang devient inégale ou insuffisante dans une partie de l'organisme, celle-ci, quoique recevant un sang très-pur, deviendra bientôt le siége d'une altération de structure : l'organe ainsi lésé peut subir une dégénérescence carcinomateuse. »

Quant à l'influence de l'irritation locale sur la production du cancer, elle est pour cet auteur surabondamment démontrée et vient également s'ajouter aux autres raisons qui doivent faire repousser les opinions des constitutionnalistes.

Les régions du corps qui, par leur situation, leur structure, leurs fonctions particulières, sont exposées à être souvent lésées, deviennent plus souvent que d'autres le siége de lésions cancéreuses (1) : qu'y a-t-il de plus exposé aux froissements ou aux excitations que le testicule, la mamelle et l'utérus, les lèvres ou la langue (2) ? Il faut aussi compter la prédisposition morbide toute particulière des *bords des différents orifices du corps*. Et Virchow fait remarquer que les orifices, exposés aux actions extérieures, sont d'autant plus souvent malades, que l'influence causale est plus grossière, et ses efforts locaux plus rudes. M. le professeur Richet est absolument du même avis, et, dans une conférence de janvier 1874, notre savant maître avait attiré l'attention de ses élèves sur l'influence de la pression et du rétrécissement dans la production du cancer. Il citait comme exemple le cancer de la lèvre siégeant le plus souvent sur la partie pressée par la pipe du fumeur ; celui de l'S iliaque, causé par le rétrécissement dont l'intestin est le siége à ce niveau ; c'est encore ainsi, selon lui, que le cardia

(1) Virchow, *loco citato*.
(2) Velpeau.

et le pylore, points rétrécis, pourraient devenir à la longue le siége d'une phlogose, prélude d'un cancer.

Comme exemple de l'action mécanique agissant comme cause première d'une tumeur maligne, il est curieux de noter que le cancer du testicule, dont nous avons déjà dit un mot, a été remarqué, surtout lorsque celui-ci est retenu à l'anneau : là, en effet, retenu entre les bandes fibreuses de la région inguinale, le testicule y est exposé à des tiraillements, à des frottements de toute nature.

De tout ce qui vient d'être dit, et des quelques cas qui vont suivre, résulte selon nous l'obligation de reconnaître l'influence de l'irritation locale sur la localisation du cancer; mais il est nécessaire d'apporter une certaine prudence dans l'appréciation de ces causes. Dans la crainte, cependant, où nous sommes, d'avoir été trop affirmatif, nous dirons plutôt qu'elle n'est que l'un des facteurs déterminants de la localisation. Et même il sera très-difficile de fixer la valeur réelle de ce facteur; car, pour cela, il faudra faire une étude très-attentive des conditions étiologiques du carcinome dans chacun des organes; nous n'avons guère d'indications sérieuses que pour l'utérus, et il en a déjà été question en parlant de cet organe, page 31.

Citons cependant quelques résumés d'observations à l'appui de nos dires. Stich (1) rapporte quatre cas de tumeurs nées à la suite d'un traumatisme bien évident :

1° Sarcome, articul. atloïdo-axoïdienne g. Jeune homme de vingt ans, chute occiput;

2° Cancer, face int. lèvre inf. Paysan, trente-six ans, coup de pied de cheval;

3° Sarcome, base du crâne. Enfant, douze ans, fracture petite aile du sphénoïde;

(1) Stich, *Klin. Woch.* Berlin, 1873, in *Gazette médicale*, 1874, p. 415.

4o Sarcome, bas-ventre. Femme, trente-quatre ans, coup de corne de bœuf.

Par conséquent le sarcome reconnaît parfois une origine traumatique. Du reste Larrey en a rapporté un cas semblable (1). M. le professeur Broca (2) rapporte l'histoire d'un notaire qui fit une chute d'un lieu élevé. Contusion du talon consécutive, collection sanguine, puis légère induration. Six mois après il présentait tous les signes d'un cancer mélanique.

Voici le second fait du même auteur : une bouquetière ambulante portait des fleurs dans un éventaire. Dans une chute en avant, l'éventaire vient buter sur le pubis, sur lequel on voyait quelques mois après un encéphaloïde mélanique. Il se fit une généralisation rapide, et la mort ne tarda pas à arriver.

M. le professeur Verneuil a présenté à la Société anatomique, en juillet 1873, le cas d'un homme de quarante-cinq ans, atteint de sarcome des bourses, et qui avait fait huit ans auparavant une chute sur le périnée, avec contusion assez vive des bourses. Le début s'était montré quelques mois après l'accident.

Quel est maintenant le rapport précis qui existe entre ces tumeurs et le traumatisme ? celui-ci est-il une cause occasionnelle ou déterminante des néoplasies; les causes générales utilisent-elles les points vulnérables de l'économie pour y donner naissance à leur manifestation favorite ? Autant de points difficiles à éclaircir et que le mémoire de Stich laisse encore indécis.

Pourtant, en réponse à ces questions, il est permis de se demander pourquoi, si les causes externes sont étrangères à la naissance du cancer; pourquoi, si cette affection est d'abord une maladie constitutionnelle, pourquoi, disons-nous, débute-

(1) Larrey, *Union méd.* 1852, n° 43.
(2) Broca, *Trait des tumeurs*, t. I, p. 143

t-elle presque constamment par un point très-limité de l'économie ? Il nous semble qu'il serait aussi facile d'admettre que l'altération générale de l'économie est la conséquence de l'influence externe, que d'aller disant qu'elle la précède toujours.

Hypothèse pour hypothèse, comme dit Velpeau, nous croyons rationnel d'admettre que le carcinome naît réellement sous l'influence d'une cause externe quelconque. Une fois établi, il tend sans cesse à infecter l'économie. D'ailleurs, n'est-ce pas de la sorte que procèdent les virus syphilitique, rabique ou morveux? Nous ne voyons pas, en un mot, quel besoin on a eu d'admettre que les tumeurs cancéreuses ne pouvaient être que la manifestation *locale* d'une maladie générale préexistante.

En résumé deux systèmes sont en présence: celui des *localistes*, qui mettent en avant le rôle important de la transformation du cancer, et celui des *constitutionnalistes*, qui attribuent tout à une certaine prédisposition cancéreuse, prédisposition que nous ne connaissons pas du tout. Il est un troisième système, mixte celui-ci, qui résulte de la réunion des deux précédents. Pour nous, ainsi qu'il a déjà été dit, nous nous rangeons du côté des localistes, fort de l'appui d'hommes aussi considérables que Velpeau, Virchow, de Morgan et tant d'autres.

On doit se demander, il est vrai, et cela avec une juste raison, comment une violence externe, qui n'a rien de spécifique, peut amener la formation d'une entité si complète, d'une spécificité si manifeste, d'un cancer plutôt que de toute autre production morbide. A cela nous ne pouvons répondre rien de satisfaisant; nous avons raisonné par analogie. D'ailleurs « le voile dont toutes ces questions semblent enveloppées, en » couvre bien d'autres en médecine, sans que la science s'en » préoccupe sérieusement. » (Velpeau.)

CLIMATS.

L'influence réelle des climats, sur la prédisposition à la carcinose, existe-t-elle ? Question bien difficile à résoudre, car les divers et nombreux ouvrages de géographie et de climatologie médicales que nous avons pu consulter, ont été muets ou à peu près, quant à l'affection qui nous occupe. Et puis, dans les quelques résultats qu'ils nous ont fournis, l'influence du climat n'était pas séparée de celles de la race, du genre de vie, de l'agglomération. En outre, sur bien des points, principalement en ce qui touche les contrées éloignées, nous avons peu de documents scientifiques sérieux.

Cependant nous essayerons de mener à bien cette étude, et de tirer, du petit nombre des faits que nous possédons, quelques conclusions sur les relations du climat avec le cancer; nous la commencerons par l'examen de la fréquence du carcinome dans les différents pays du globe, puis nous verrons la part d'influence qu'il faut attribuer aux divers éléments qui constituent un climat.

En *Europe*, suivant Walshe, on observe plus de cas de cancer que dans les autres parties du monde ; mais sa fréquence varie suivant les pays. Les régions du Nord semblent jouir de la plus grande immunité (1). Ainsi, pour l'Islande, une statistique de la mortalité s'étendant de 1827 à 1837, soit 10 années, ne nous donne que 37 décès par cancer, ce qui, avec une population de 50,000 âmes, donne une mortalité annuelle de 0,07 pour 1,000 (2) et de 0,3 0/0 des décès (3). Les îles Feroë

(1) in *Dict. encycl.*, art. *Carcinome*.

(2) Hirsch, *Handbuch der historisch geographischen pathologie*. Erlangen 1869.

(3) Boudin, *Traité de géographie et de statistique méd.* Paris, 1857.

(Panum) jouissent d'une telle immunité que l'auteur déclare n'y avoir jamais entendu parler de cette affection.

Dans la presqu'île Scandinave, ainsi que la partie nord de la Russie (Hirsch), on constate une certaine fréquence. A Copenhague, où de 1840 à 1844 on a compté 65 cas de décès par cancer, la proportion est de 2 0/0 de la mortalité générale (Boudin). En Allemagne, de même qu'en Hollande, on le rencontre avec une fréquence presque égale à celle des autres pays. Les documents bavarois donnent 2,6 0/0. En Belgique, de 1851 à 1855 on a compté 506,985 décès, dont 5,929 par carcinose, soit 1,41 0/0. Ces cas se répartissent (1) ainsi dans les provinces, proportionnellement à 1,000 décès :

Anvers	17	Brabant	25	Flandre occid.	14	Flandre orientale	13
Hainaut	16	Liége	12	Luxembourg	7	Limbourg	10
Namur,	12	Le royaume entier 14,91.					

Mais c'est surtout pour l'Angleterre que nous avons les résultats les plus détaillés. Nous avons déjà cité les résultats de Hirsch, qui donne 2,9 0/0 de 1849 à 1855, et ceux de Moore, qui portent cette proportion de 1,7 à 2,2 0/0, pour un espace de dix ans, de 1851 à 1861. Voici un autre relevé emprunté à M. Boudin pour les années comprises entre 1838 et 1842 :

1838 à 1842	1838	2448 décès,	soit une proportion de	166	décès sur un mill.
	1839	2691 —	—	178	—
	1840	2786 —	—	181	—
	1841	2746 —	—	176	—
	1842	2641 —	—	186	—

En Irlande, dans la nuit du 30 mars 1851, il a été fait un relevé de toutes les maladies, duquel nous tirons les résultats suivants :

51.053 hommes malades	53.442 femmes malades
dont 164 de cancer.	dont 206 de cancer.

(1) *Annales d'hygiène.* 2e série 1858, t. IX. Causes de décès en Belgique.

Nombre assez considérable, puisqu'il donne une moyenne de 3,5 cas pour 1,000.

Moore a divisé l'Angleterre par une ligne oblique allant de Bristol à Saint-Pétersbourg. Au sud-est de cette ligne la mortalité est en excès, tandis qu'elle est moindre au nord-est. Ainsi en 1851 on avait :

S. E.	N. O.
0,0087 hommes et 0,026 femmes	0,0068 hommes et 0,013 femmes

et, chose remarquable, cette mortalité, moindre au nord-ouest, est en rapport avec l'élévation de la vie moyenne, où 1 sur 6 habitants atteignent quarante-cinq ans, tandis qu'il n'y en a que 1 sur 5 qui atteignent le même âge dans le sud-est.

En France, le cancer est évidemment bien répandu ; mais nous ne pouvons guère donner le chiffre exact de sa fréquence, car il y a peu de statistiques, et celles qui sont faites, pour Paris surtout, le sont avec des chiffres tirés des grands hôpitaux, qui n'ont que peu de valeur au point de vue de la fréquence de la maladie, et non avec des listes de mortalité générale qui, du reste, n'auraient de valeur qu'à condition de porter sur une longue série d'années.

Nous avons vu qu'à Paris, la carcinose entrait pour 6,3 dans la mortalité générale. A Lyon (1) le cancer se montre dans une certaine proportion, surtout chez les femmes. Résultats de trois années d'observations, 1861, 1862 et 1863.

	25 à 40	40 à 60	60	TOTAL	25 à 40	40 à 60	60	TOTAL.	TOTAUX
C. estomac	2	7	9	18	1	6	»	7	25
C. organes génitaux. . .	»	5	5	10	9	10	1	20	30
C. autres	7	11	12	30	13	8	21	42	72
	9	23	26	58	23	24	22	69	127

(1) Mormy, *Topograp. et statist. du Rhône*, 1866.

Sur 23,712 décès, soit 5,3 pour 1,000.

On le rencontre assez fréquemment en Auvergne, sous forme de cancer des lèvres (1) surtout chez les montagnards. On le voit moins chez l'habitant de la plaine ; il est très-rare parmi les ouvriers, quoique ceux-ci fument beaucoup, surtout comparativement aux montagnards, qui ne fument pas. Une pratique de trente années fait croire à l'auteur qu'il faut l'attribuer à la malpropreté.

L'armée française compte 0,015 de cancéreux pour 1,000 hommes d'effectif.

Pour le canton de Genève, Marc d'Espine (2) nous donne une mortalité de 1,1 pour 1,000, chiffre assez élevé. Il a pu conclure de ses 13 années d'observations que la mortalité par cancer était de 68,4 par an, sur toute la population du canton, qui est de 68,281 habitants. C'est le cancer stomacal qui s'est montré le plus souvent, 399 sur 889 ; l'auteur croit reconnaître une certaine relation entre le cancer et la fréquence endémique des affections chroniques de l'estomac dans plusieurs contrées de la Suisse et de la Souabe. Cette relation expliquerait cette fréquence considérable pour le canton de Genève, proportionnellement à l'Angleterre, par exemple.

Si la région centrale de l'Europe est fréquemment atteinte, il n'en n'est plus de même pour sa partie sud-est, l'Italie exceptée (Velpeau). En Turquie, en effet, les cancers du sein et de l'utérus sont très-rares, au point que, d'après Rizler, M. Messani n'en n'aurait vu que 34 cas de l'un, et 50 de l'autre dans une clientèle très-étendue (Hirsch). On peut en dire autant de la Grèce (Hirsch).

Pour l'*Asie*, les auteurs sont unanimes à constater le peu de fréquence de la carcinose quant aux régions tropicales ou

(1) Fleury, *C. des lèvres à Clermont. Arch. génér. de méd.*, 6e série 1876, t. XXVIII.

(2) M. d'Espine, *loco citato*.

chaudes, surtout celles du Sud-Ouest (Hirsch), spécialement en Syrie, en Perse (Hénocque) et en Arabie (Duthil) (1). Dans les Indes il est beaucoup plus rare qu'en Europe; ainsi sur 4,080 hommes entrés dans l'espace de trois ans à l'hôpital Hobart-Town de Calcutta, il n'y a eu que 3 cas de cancer; sur 701 femmes on n'en a compté que 2, soit 0,07 et 0,28 0/0. Cette maladie est très-rare aussi chez les Indous (Lebert); elle ne se montre presque jamais sur les habitants de la vallée du Cambodge.

Les hôpitaux de Cochinchine offrent à examiner la statistique suivante :

1863	22269 entrées	2 cancers estomac; 1 encéphale.
1864	18811 —	0 cas.

se subdivisant, quant aux races :

	Arabes	1 sur 60 décès	
1863	Asiatiques	1 sur 64 —	sur 625 décès — 1864 506 décès.
	Divers	1 sur 20 —	

En somme, très-faible mortalité (Thorel) (2).

Cependant, pour Velpeau il serait aussi fréquent qu'en Europe. Il n'en est plus de même si on vient à examiner la partie sud-est de l'Asie, entre autres la Chine. Suivant Friedel le cancer y serait plus rare qu'en Europe ; il dit : « La diathèse cancéreuse paraît élire plus difficilement domicile dans une constitution de Chinois que dans celle d'un Européen. Dans des cas de cancer du sein, la tumeur n'avait pas le caractère de malignité qui lui est propre, de sorte que la cachexie spéciale faisait à peu près défaut dans la plupart des cas. » Hobson prétend au contraire que « le cancer dans ses diffé-

(1) Duthil (*Th.* Paris 1874). *Cancer primitif du sein.*
(2) Thourel, *Note médicales sur un voyage en Cochinchine* (*Th.* Paris 1870).

rentes variétés, et principalement le squirrhe du sein, est assez commun à Canton (Hirsch). »

L'*Afrique* semble jouir d'une grande immunité, surtout l'Afrique centrale, la côte occidentale, la Sénégambie, etc. (Hirsch). Clot-Bey insiste sur sa rareté en Egypte. D'après Bax, la maladie est rare en Algérie et au Sénégal; Duthil a remarqué aussi que dans ces pays elle était rare chez les indigènes. Cependant Heinecken et Kreüpfer sont d'accord sur la fréquence du cancer à Madère (Hirsch).

A Alger il en serait de même, suivant Boudin :

1852	8	décès par cancer sur	1591	décès généraux
1853	12	—	1603	—
1854	17	—	2267	—
	37		5561	

Soit 0,66 p. 100. — A Sainte-Hélène, de 1826 à 1835, sur une population annuelle moyenne de 4,500 habitants, on a compté 552 décès, dont deux seulement par cancer (Boudin). D'après Ant. Petit, cette affection ne serait pas si rare qu'on le dit, en Abyssinie. Il dit, en effet (*in* Courbon) (1) : « Le cancer m'est apparu atteignant, suivant sa coutume, les principales glandes de l'économie, le sein, les testicules, etc. »

En *Amérique*, le carcinome est rare dans les régions septentrionales, tropicales et subtropicales. Il existe peu de données sur le cancer dans l'Amérique du Nord, de sorte qu'il nous est impossible de décider si, comme on l'a prétendu, la maladie y est en réalité plus rare que sur l'hémisphère oriental (Hirsch). Cependant la majorité des auteurs semble l'affirmer (Lebert, Duthil, Hénocque); j'en excepte toutefois Velpeau, pour qui tous les peuples sont également atteints. Nous relevons dans Hirsch quelques données statistiques :

(1) Courbon, *Obs. topographique et médicale sur l'Abyssinie* (*Th.* Paris, 1861).

Boston	1811 à 1839	2000.000 habitants	176 décès cancer,	soit 0,9 0/0
New-York	1805 à 1836	5036.000 —	358 —	0,9 —
Philadelp.	1807 à 1840	4.873.000 —	744 —	1,5 —
Baltimore	1836 à 1855	2.250.000 —	258 —	1,1 —

Ces chiffres sont en faveur de l'opinion émise ci-dessus. M. Armand (1) donne, pour les États-Unis, la proportion de 634 morts chez les noirs contre 1,000 chez les blancs ; ceux-ci seraient donc plus sujets au carcinome que les noirs, qui sont dans des conditions sociales plus mauvaises. Pour King aussi, la maladie cancéreuse est rare dans l'Amérique du Nord ; il y a constaté la rareté des tumeurs malignes ; et tandis qu'il parle de la fréquence d'autres maladies chez les femmes, il ne dit pas un mot du cancer de l'utérus ou du sein (Hirsch).

Nous avons déjà vu que les contrées américaines des zones tropicales jouissaient d'une immunité remarquable, quant au cancer (Lebert, Duthil). Dans les Indes occidentales, la Guyane, le Brésil, c'est à peine si on le connaît; et l'affection, désignée au Pérou sous le nom de « mal de Abajo » n'est pas, comme on l'a cru, le cancer de l'utérus, mais probablement de la syphilis (Hirsch). Au Mexique, dans les districts tropicaux, comme à Campêche, il en est de même (Hénocque), tandis que dans les points correspondants à la partie moyenne de l'Europe, à Puebla par exemple, et surtout à Mexico, il serait aussi fréquent que dans les contrées européennes.

De tout ce qui précède, que conclure ? D'abord, que le cancer est plus fréquent dans les zones tempérées, quoi qu'en ait dit Fabrice d'Aquapendente. L'expliquerons-nous, avec Biessy, par la diminution de la transpiration dans les climats froids, et par les engorgements ganglionnaires consécutifs ? Non, nous nous contenterons de constater le fait. Cependant, d'après les

(1) Armand. *Traité de climatologie générale*, 1873, p. 863.

quelques données que nous avons pu trouver, quelque incertaines qu'elles soient, nous sommes autorisé à dire, d'accord avec Marc d'Espine, Moore, M. Tanchou et M. Armand, que le cancer est plus commun chez les peuples dont les conditions de bien-être sont plus développées.

Ce qui tend à le prouver, c'est que la carcinose est presque inconnue en Amérique et en Afrique. En Égypte on la trouve chez les femmes turques et nullement chez les fellahs. De plus, cette maladie n'est pas rare sur les animaux domestiques et sur ceux de nos ménageries, tandis qu'il est encore sans exemple que le cancer se soit développé sur les animaux à l'état sauvage (1).

Ensuite nous remarquerons que la *température*, considérée en elle-même et séparée de toute autre condition climatologique, semble, en s'élevant, éloigner de plus en plus les cas de carcinome. Car on peut constater que, dans les pays chauds euxmêmes, plus on s'approche de l'équateur, moins on a de chances de rencontrer la maladie. De plus, cette grande fréquence dans les pays tempérés, semble coïncider aussi avec l'existence de *variations dans la température;* et on pourrait peut-être expliquer de la sorte pourquoi le Mexique, où la température est très-changeante, fait exception à la loi d'immunité relative qui domine les pays chauds.

Quelle place faut-il donner à l'influence des *saisons* dans l'étiologie de la carcinose? Une bien faible, en vérité, car la question, pour ne pas être neuve, n'en est pas plus résolue pour cela, aucun auteur n'ayant fait de recherches à ce sujet. Marc d'Espine seul, auquel nous allons encore faire un emprunt, a dressé quelques tableaux, sur la manière dont se sont répartis les divers cas de cancer notés par lui dans le canton de Genève.

(1) Tanchou, *Académie des sciences*, 6 mai 1844.

Et d'abord 150 décès observés en 1854 et 1855 :

Janvier	8	16	Avril	10	4	Juillet	1	11	Octobre	4	4
Février	2	6	Mai	5	7	Aout	4	4	Nov.	5	3
Mars	6	9	Juin	5	9	Sept.	4	4	Déc.	2	9
	16	31		20	20		9	27		11	16
	47			40			36			27	

Ce qui nous donne : printemps 41; été 42; automne 24; hiver 43. Pendant ces deux années, les moyennes des observations météorologiques ont été :

1er trim.	12°25	725,6	press. atmosp.	3e trim.	17°75	727,8	pression.
2e trim.	12°2	724,7	—	4e trim.	4°	724.8	—

C'est-à-dire que, lorsque la température s'est élevée, le nombre des cas a diminué, pour reparaître avec plus d'intensité après un écart en moins de près de quatorze degrés de température : nous rentrons donc ici dans ce que nous disions plus haut. Mais voyons sa seconde statistique, basée sur treize années :

	Printemps	Eté	Automne	Hiver	Totaux
Hommes	90	69	78	81	318
Femmes	135	167	124	145	571
Citadins	124	117	108	141	490
Campagnards	101	119	94	85	399
	225	236	202	226	889

Ici encore nous sommes dans la loi ordinaire ; mais si l'été semble l'emporter, c'est aux femmes, et aux femmes campagnardes qu'il faut attribuer la cause de différence, et nous l'expliquons par ceci, que c'est à ce moment que les paysans travaillant le plus, semblent de la sorte prêter le flanc aux attaques de la maladie. Et si nous n'examinons que les résultats fournis par les citadins, nous les voyons rentrer dans l'ordre que nous donnions tout à l'heure.

Nous pouvons donc conclure, en face d'une statistique de quinze années, avec quelque certitude; et, quoi qu'en dise Lebert, arriver à un résultat plus qu'approximatif. Nous verrons que Stahl avait tort de dire que le printemps exaspérait les symptômes cancéreux; il raisonnait d'ailleurs par analogie, puisqu'il disait que c'était parfaitement en rapport avec l'énergie vitale que cette saison excitait dans tous les corps organisés.

En résumé, l'hiver est la période la plus défavorable aux cancéreux, qui résistent bien mieux pendant la saison chaude.

Quoique nous n'ayons rien pu trouver concernant l'*altitude* des terrains, disons cependant qu'en interprétant nos données géographiques, il semblerait que les pays de montagnes soient plus affectés que d'autres, la Suisse surtout, le Mexique. Nous ne pouvons ni n'osons résoudre une semblable question, qui serait importante à connaître, cependant : nous signalons simplement cette coïncidence que nous avons remarquée.

Que dire des *races*? Y en a-t-il de plus prédisposées que d'autres à la carcinose? Il est vrai de dire qu'aucune ne jouit d'une parfaite immunité, mais il semble, cependant, qu'elles présentent quelques différences dans leur aptitude à contracter la maladie; et, sans contredit, c'est la race blanche qui a le privilége de réunir l'ensemble de presque tous les cas. En est-on réduit à conclure de la sorte par le manque, dans lequel nous nous trouvons, de documents sur les races jaune et noire surtout? Nous sommes autorisé à le penser.

CONTAGION.

La manière dont le cancer se comporte dans les organes, l'espèce d'hérédité qu'on lui attribue, ont porté les pathologistes à se demander s'il ne pourrait pas naître par contagion. Et cette question, l'une des plus intéressantes dans l'étiologie de la carcinose, a été posée, il y a longtemps déjà, pour la première fois, par la Société qui s'était instituée à Londres en 1802 (1), sous la présidence du Dr Baillie, pour rechercher la nature du cancer. Puis les expérimentateurs sont arrivés, dans le but d'éclaircir ce point obscur de la pathologie, expérimentateurs dont nous ne ferons que citer les noms, car nous aurons à revenir longuement sur eux dans le chapitre suivant : Peyrilhe, Dupuytren, Alibert, Vogel, Valentin, Langenbeck, Follin, Lebert, et tant d'autres.

La littérature médicale est peu riche en faits de contagion, et les quelques exemples que nous allons donner, nous ne prétendons nullement les imposer, car nous les considérons tout au moins comme apocryphes.

Tulpius cite un homme qui suça la mamelle de sa femme, et qui périt d'un cancer aux gencives de la mâchoire inférieure.

Grooch rapporte que Smith, chirurgien de l'hôpital Saint-Thomas, ayant goûté la sanie d'une mamelle cancéreuse qu'il venait de couper, mourut d'un cancer à la langue. Il dit encore qu'une petite fille ayant bu l'eau, qui avait servi à laver un cancer eut un cancroïde à la lèvre.

Zacutus Lusitanus, médecin du XVIIe siècle, rapporte que trois garçons furent attaqués du cancer au sein pour avoir couché avec leur mère, qui mourut de cette maladie (2).

Le fait de Bellanger, cité par Peyrilhe, devenu cancéreux pour avoir respiré de l'ichor d'un cancer; celui de Schmidt, cité par Lassus (3), et que nous avons relaté plus haut, sont tout à fait insignifiants.

Il y a lieu de dire ici en deux mots, avant de pousser plus loin cette étude, à quelle hypothèse on en était réduit en Alle-

(1) *The society for investigating the nature and cure of cancer*, 1802.
(2) *In* Lebert, *loco citato*.
(3) *Pathologie*, t. I, p. 438, cité par Broca.

magne vers 1845. Suivant Klenke (1), les cellules cancéreuses eussent possédé la propriété de conserver longtemps leur vitalité en dehors de l'organisme; transportées par l'air à l'état de dessiccation ou entraînées en suspension dans un liquide, elles pouvaient parvenir sur les surfaces absorbantes d'un individu sain; entraînées dans le torrent circulatoire elles se déposaient dans un tissu, et excitaient autour d'elles un travail, dont le résultat était de donner naissance à des cellules semblables.

M. le professeur Broca, dans son mémoire à l'Académie de médecine (2) a fait prompte justice, nous ne dirons pas de cette théorie, mais bien de ce rêve digne de germer dans un cerveau d'outre-Rhin.

Il n'en est plus de même d'un cas rapporté par la *Gazette des hôpitaux*, et observé par M. Kuhn (3); nous le reproduisons presque *in extenso*. Un cultivateur de Bitschhoffen (Bas-Rhin) ayant remarqué derrière l'omoplate d'un de ses bœufs une petite tumeur sous-cutanée, qui faisait des progrès rapides, appela un vétérinaire, lequel constata une tumeur encéphaloïde et l'enleva. L'animal guérit. Quelques jours avant, le cultivateur, croyant à un abcès, l'avait ouvert et il ne s'en était écoulé que de la sanie. La femme de celui-ci, âgée de vingt-quatre ans, enceinte de quatre mois, soignait l'animal et allait essuyer la plaie plusieurs fois par jour. Elle ne s'était pas aperçue qu'elle portait une légère écorchure au côté externe de l'annulaire droit; trois ou quatre jours après, elle vit venir un petit tubercule, augmentant peu à peu de volume. M. Kuhn (de Niederbronn) enleva la tumeur par le caustique après en avoir reconnu le caractère encéphaloïde. Ceci se passait en janvier

(1) Klenke, cité par Vogel. *Encyclopédie anatomique*. Paris 1847, t. IX.

(2) Broca, *Anatomie pathologique du cancer*, in *Mémoire de l'Académie de médecine*, 1852, t. XVI, p. 494.

(3) *Gazette des hôpitaux*, 1861, p. 326.

1859. Depuis ce moment, jusqu'à celui où parut l'article, il ne s'était montré aucune récidive.

Voilà un fait précis, bien fait pour être démonstratif et qui rentrerait bien dans les idées de M. le professeur Broca, pour lequel la contagion du cancer est fort possible, quoique non démontrée. Lebert la nie d'une manière formelle et M. Tourdes écrivait en 1834 : « La masse des observations est contre la contagion du cancer (1). » Mais aujourd'hui on ne raisonnerait plus de même. Que de fois n'a-t-on pas vu un cancer de la verge, du prépuce, envahir le gland, juste dans la partie correspondante au point attaqué, et sans qu'il y ait continuité entre les deux localisations cancéreuses. Il existe dans la science des observations du cancer de la paupière, ayant amené un cancer du globe oculaire à l'endroit où il était en contact, etc. On dira certainement que ce n'est pas là de la contagion, que c'est le cancer qui se répète sur plusieurs points chez le même individu, sous l'influence d'une même cause. Mais alors, pourquoi cette même cause générale a-t-elle fait naître un cancer précisément sur le point en contact avec la tumeur primitive, plutôt que partout ailleurs?

Ceux qui déduisent de la non-inoculabilité du cancer (et ils raisonnent à faux, puisque la question n'est pas jugée) que celui-ci n'est pas contagieux, font, à notre sens, une conclusion non motivée. Car, de ce que la matière cancéreuse qu'on peut considérer comme morte une fois détachée de l'individu, ne produit aucun effet, il ne s'ensuit pas forcément que cette même matière, vivante encore, et maintenue longtemps en contact avec une autre partie vivante, ne puisse pas se reproduire.

Mais ceux qui approchent, qui soignent les maladies cancéreuses, les chirurgiens par exemple, ne les attrapent pas, a dit

(1) *Th.* agrégation de Strasbourg, 1834.

Lebert ; d'autres ont avancé que des femmes cancéreuses, quant à l'utérus, avaient coïté avec leurs maris, et que cependant on n'avait jamais vu de cancer à la verge des époux. Que prouvent tous ces faits, la non-contagion ? Pas du tout, dit Broca (1); cela montre tout simplement que la contagion n'est pas facile ; qu'elle exige pour se faire des conditions encore inconnues, mais non que le cancer n'est pas contagieux.

Plus près de nous M. Simon, en Angleterre, nous dit ne pouvoir expliquer l'existence du carcinome que par ces deux hypothèses : ou bien c'est un produit morbide *sui generis*, se développant spontanément sur un point de l'économie; ou bien *c'est un produit de la contagion extérieure*. L'auteur n'insiste, il est vrai, sur aucune de ces deux hypothèses, cependant il s'appuie sur les rapports si intimes qu'on sait exister entre les diathèses cancéreuse et tuberculeuse. Or, d'après les recherches de ces dernières années et les savantes discussions qui ont eu lieu devant la Société pathologique de Londres, il regarde la tuberculose comme une affection contagieuse.

De là à la contagion de la carcinose, en raison même des rapports qui existent, il n'y a qu'un pas, et nous le faisons, car nous considérons comme de nature à ébranler la croyance générale, les quelques résultats obtenus par les expérimentations et les faits fournis par la clinique. Cependant nous n'entendons pas formuler ici une loi sans appel. Loin de nous cette pensée; cette question de la contagion est en effet si importante, qu'elle mérite de nouvelles recherches, tant d'observation clinique que d'expérimentation.

(1) Broca, *Traité des tumeurs*, t. 1.

CHAPITRE IV.

PATHOLOGIE EXPÉRIMENTALE DES INJECTIONS, INGESTIONS ET INOCULATIONS.

Nous sommes arrivés maintenant au point le plus controversé, et aussi le plus délicat, de l'étiologie de la carcinose. Peut-on produire des tumeurs, ou une diathèse se manifestant par des tumeurs, en inoculant des sucs ou de petites parcelles d'une néoplasie cancéreuse? C'est là un point jusqu'ici en litige, quoique les premières expériences qui aient été faites remontent plus haut en date qu'on ne pourrait le supposer. Depuis 1773, les savants et les médecins de tous les pays se sont mis à l'œuvre, et des faits qu'on aurait le droit de croire plus nombreux, sont venus, soit infirmer, soit confirmer les conclusions premières, si bien qu'au milieu de cette masse de documents il est assez difficile de se faire une idée bien nette. Cependant sans préjuger la question, nous pouvons dire que nous croyons la chose probable, quoique non prouvée encore.

Pour permettre à nos lecteurs de se faire une idée à eux, et ne pas les obliger à prendre, sur le sujet, l'opinion des divers auteurs, nous transcrirons *in extenso* les expériences que nous avons pu trouver, et donnerons les résumés des autres. Dans une question expérimentale, les faits étant tout, l'interprétation doit venir ensuite. C'est la marche que nous nous proposons de suivre dans cette partie de notre travail, en citant les expériences par ordre chronologique, en la terminant par des faits inédits, dont quelques-uns sont dus à M. Liouville qui a bien voulu nous les communiquer avec une gracieuseté dont nous ne saurions trop le remercier.

Expérience I. (Peyrilhe) (1). — « Je pris environ deux

(1) Peyrilhe, *Dissertatio academica de cancro*, § 38, p. 33, 1774.

drachmes du virus exprimé d'une mamelle cancéreuse, et ayant blessé un chien sur le dos, je l'introduisis autant qu'il me fut possible, à l'aide d'une seringue, dans le tissu cellulaire qui environnait la plaie. Je la fermai ensuite de mon mieux à l'aide d'un emplâtre agglutinatif et d'un bandage. Trois jours après, je levai cet appareil. La rétraction de la peau laissait voir un ulcère qui sentait déjà très-mauvais ; sa couleur était d'un violet noir, et sa circonférence était emphysémato-œdémateuse. Je refermai la plaie avec le même emplâtre, et 48 heures après, je la découvris pour la seconde fois. Les symptômes étaient graves alors : toute la peau, de la tête à la queue, était distendue par un œdème emphysémateux; un peu de matière ichoreuse, noirâtre, découlait de la plaie; les yeux étaient brillants et la soif pressante; ce pauvre animal jetait des cris perçants. Enfin ma servante, autant dégoûtée par la puanteur de son hôte qu'attendrie par ses gémissements, jeta dans les latrines cet animal que sa plaie me rendait précieux, et m'ôta ainsi l'occasion d'observer les phénomènes ultérieurs de cette maladie factice. »

Ainsi cette première expérience conduit à un résultat négatif; et les phénomènes observés sont évidemment ceux d'une gangrène qui eût tué l'animal si la servante de Peyrilhe n'avait pas hâté sa fin. Viennent maintenant les expériences faites par Alibert, et entreprises dans le but de prouver la non-contagion.

Expérience II (Alibert) (1). — Le 17 octobre 1808, à Saint-Louis, il s'inocula, au bras droit, de l'ichor cancéreux provenant du carcinome du sein droit, chez une femme de 60 ans, qui était expirante. En même temps qu'à lui, il pratiqua aussi l'inoculation sur un étudiant nommé Fayet, et sur deux personnes présentes, le Noble et Durand.

Une demi-heure après, il ressentit de légères douleurs lancinantes, se renouvelant plusieurs fois, au niveau de la

(1) Alibert.

piqûre, qui s'entoura d'une aréole rouge, s'accompagnant d'un léger gonflement.

Le 2me jour, cessation de la douleur, augmentation de l'aréole et du gonflement; il se forme du pus. Le 3me jour, les symptômes diminuent, le gonflement est à peine sensible ; le 4me jour le pus se dessèche, et la croûte tombe le 5me, laissant une tache rouge.

Expérience III. — Le 24 octobre 1808, c'est-à-dire huit jours après, il recommence l'inoculation sur lui-même, et sur les deux bras du Dr Biett. Le résultat, pour Alibert, fut identique à celui de l'expérience II, mais Biett éprouva, le 3me jour, de légères douleurs le long des lymphathiques, à la partie ininterne des deux bras. La piqûre de droite s'enflamme légèrement, le soir il fut pris de frissons, et le mouvement fébrile se prolongea deux jours encore. Les ganglions de l'aisselle et du cou furent engorgés ; mais bientôt tout cessa, les douleurs s'éteignirent et les blessures furent cicatrisées.

En somme, aucun résultat quant à l'inoculation du cancer ; et cependant on avait opéré d'homme à homme, se mettant ainsi dans les meilleures conditions de réussite. Il n'y eut qu'un cas de lymphangite ! Nous ne pouvons expliquer cette absence de résultat chez cinq expérimentés; nous la signalons, et la rangeons cependant au passif de l'inoculation du cancer.

Dupuytren vient ensuite, qui apporte les résultats de ses expériences à l'appui de la théorie de la non-inoculabilité. Nous n'avons pas trouvé d'indice bibliographique qui nous permît de les consulter: nous pouvons dire simplement qu'il opéra, et en injectant du pus dans les veines, et en introduisant des portions de tumeur cancéreuse dans l'estomac de chiens. Ses expériences furent négatives, quant au résultat. Après lui Geuge, Valentin et Vogel ont renouvelé les tentatives d'inoculation sur des animaux, et sont encore arrivés à des résultats semblables.

En somme, rien jusqu'ici ne permettait de conclure à la contagion du cancer; bien au contraire, les auteurs étaient en droit d'affirmer la négative, d'autant plus que les observations cliniques avaient démontré que le cancer n'était pas contagieux.

Mais voici que de nouvelles expériences sont survenues, qui ont, de nouveau, remis la question en discussion ; nous sommes encore, à l'heure qu'il est, dans cette seconde phase. En effet Langenbeck, suivi de près par Lebert, a rapporté des expériences qui, au contraire des premières, avaient complétement réussi :

Expérience IV (Langenbeck) (1). — Le 10 juin 1839 cet expérimentateur, après avoir trituré, dans un mortier, une tumeur encéphaloïde provenant de l'humérus d'un jeune homme qui avait subi l'opération deux ou trois heures avant, a placé le contenu du mortier sur un linge grossier, et a exprimé ainsi la tumeur, de façon à en séparer la trame et les différents grumeaux qui pouvaient mettre obstacle à l'opération. Il a obtenu ainsi 13 grammes de suc cancéreux, avec les caractères qu'on lui connaît, c'est-à-dire lactescent, de consistance crémeuse, miscible à l'eau, etc. Ce suc a été mêlé à 250 grammes de sang défibriné, qu'il venait de retirer de l'artère fémorale d'un gros chien.

Après avoir intimement mélangé ces deux liquides, il les a injectés dans la veine fémorale du même chien. Cette injection détermina de la dyspnée, qui disparut en quelques heures, et, sept ou huit jours après, la santé de l'animal paraissait parfaitement rétablie; mais, quelque temps plus tard, bien qu'il continuât à manger de bon appétit, il maigrit beaucoup et fut sacrifié le 10 août, soixante jours après l'injection.

(1) Langenbeck, in *Schinidt's Jahrbücher der gesammten medicin*, Leipsig, 1840, Bd. XXV, S.

A l'autopsie, les poumons paraissaient d'abord sains; mais en regardant avec attention, on s'aperçut que de chaque côté, sur la face antérieure du lobe supérieur de chaque poumon, existaient deux ou trois petites tumeurs aplaties, arrondies, blanches et grosses comme des lentilles. Une tumeur plus grosse existait sur le lobe moyen du poumon droit. Cette dernière tumeur est dure et présente une vascularisation à la coupe. Le microscope montre que ces diverses productions étaient formées d'un trame de tissu lamineux, dans laquelle se trouvaient disposées ce qu'on appelle les cellules cancéreuses et semblables, bien qu'un peu plus grandes, à celles qui constituaient le cancer de l'humérus, enlevé le 8 juin, et qui avait été injecté dans le sang du chien.

Cette expérience bien nette n'est pas démonstrative pour Virchow, qui dit reconnaître dans les caractères de ces tumeurs ceux du cancer spontané du chien. Y avait-il donc là coïncidence, ou bien, en changeant de terrain, le produit morbide n'avait-il pas changé de nature? Il est difficile de répondre affirmativement à la première de ces questions, mais la seconde peut toujours se faire, car des tumeurs de même apparence ne sont pas toujours de même nature intime. Ainsi, par exemple, les tumeurs cancéreuses, à leur première période, à ce que Virchow appelle le stade d'indifférence, présentent à l'examen microscopique les mêmes petites cellules et noyaux que la granulation grise tuberculeuse; elle s'en distingue un peu plus tard par l'apparition de gros éléments.

Expérience V (Langenbeck). — Il injecte, par la veine crurale d'un chien de deux ans, du suc cancéreux provenant d'une tumeur de l'utérus qui avait été extirpée deux heures et demie auparavant. Le suc, obtenu par le même procédé que dans l'expérience précédente, avait été mélangé à une petite quantité de sang défibriné d'un chien, et il en avait été injecté une once environ. L'animal était rétabli au bout de dix jours, après avoir éprouvé un peu de dyspnée et de fièvre ; mais il maigrit rapidement. Deux mois plus tard, on sacrifia l'animal, et on trouva dans le poumon gauche, deux ou trois noyaux aplatis, grisâtres, de la grosseur d'une lentille ; dans le lobe droit, un noyau de la grosseur d'une fève. L'examen microscopique fit reconnaître dans ces tumeurs des fibres et des cellules; malheureusement les caractères n'en ont pas été suffisamment étudiés pour qu'on puisse être fixé sur la nature de ces productions.

Expérience VI (Follin (1) et Lebert — « Le 28 novembre 1848 j'injectai dans la veine jugulaire droite d'un chien, du suc cancéreux provenant d'une masse enlevée de l'aisselle d'une femme, le matin même, par le professeur Velpeau. Cette tumeur était une seconde récidive, dans l'aisselle, d'un cancer mammaire. A chaque opération on avait trouvé des cellules cancéreuses. Ce tissu cancéreux, coupé en petits morceaux, a été broyé dans un mortier ; le suc, étendu d'eau et filtré, a été injecté, à la dose de 30 grammes, dans la veine jugulaire droite de l'animal. Il n'y eut point d'accidents immédiats ; mais dans les premiers jours après cette injection, l'animal fut abattu, ne mangea pas, et eut de la fièvre ; puis une partie de ces accidents disparurent, et il ne conserva qu'une assez grande torpeur.

» L'animal fut sacrifié le 12 décembre 1848, et voici ce qu'on constata : Dans le poumon on trouva cinq ou six granulations du volume d'une tête d'épingle, translucides, opalines, assez dures, mais se laissant écraser en pulpe. Ces granulations sont formées par un amas de cellules cancéreuses disséminées autour des fibres pulmonaires. On trouva dans le foie ces mêmes granulations, ei dans l'épaisseur des parois du cœur il existait des masses indurées d'un blanc grisâtre, granuleuses,

(1) Follin, *Traité de pathologie externe*, t. I, p. 303. Paris, 1861, in-8°.

formées d'un amas de cellules assez volumineuses, à un ou deux noyaux, comme les cellules du cancer. »

Il est juste d'ajouter que Follin, malgré les apparences de réalité des résultats obtenus, disait que cette expérience avait besoin d'être confirmée par des faits analogues pour bien établir qu'il n'était pas tombé sur un cas de coïncidence. Lebert, lui, semblait conserver quelque doute sur le résultat, si on en juge d'après ces paroles : « Un seul fait en pareil cas ne prouve rien ; car, comme le cancer est fréquent chez le chien, et qu'on ne sacrifie en général que les animaux sans prix, il se pourrait que le chien eût été cancéreux auparavant, et nous soupçonnons quelque chose d'analogue dans l'expérience de Langenbeck. »

Les expériences qui viennent ensuite, par ordre chronologique, sont celles entreprises par Weber.

Expérience VII (Weber) (1). — Il injecte le suc extrait d'un fongus médullaire dans la veine fémorale d'un chien ; et en même temps, il introduit, par une incision faite à la peau, un petit morceau de la tumeur dans le tissu cellulaire sous-cutané. Au bout de seize jours il se développa, au niveau de la plaie, une masse fongueuse de la grosseur du poing. L'examen microscopique montra des cellules arrondies, petites, présentant pour la plupart un noyau ; ces éléments ne sont pas caractéristiques et, d'ailleurs, la tumeur se gangréna et disparut. Comme l'animal se sauva, on ne put pratiquer l'autopsie.

Expérience VIII. — Il introduit sous la peau d'un chat, entre l'artère et la veine fémorale, une portion d'un cancer épithélial ayant envahi le maxillaire supérieur ; là encore il se forma une tumeur fongueuse de la grosseur d'une noisette, qui présenta des cellules épithéliales analogues à celles de la tumeur inoculée ; mais le chat se lécha si bien que cette tumeur disparut, et la plaie se cicatrisa quatorze jours après l'opération.

(1) Weber, in *Dict. encyclop.*; art. *Carcinome*.

L'animal mourut deux jours plus tard, et à l'autopsie on ne trouva que de l'œdème pulmonaire.

Il fit encore d'autres expériences par injection dans les veines de suc cancéreux, dans lesquelles il se produisit des infarctus de poumon n'ayant rien de spécifique. En somme ces expériences, soumises à un examen attentif, comme Billroth l'a fait, n'apportent rien à la connaissance de la transmissibilité du cancer de l'homme aux animaux.

Billroth, alors, entreprit une série d'expériences sur les inoculations d'éléments de diverses tumeurs de nature maligne. Et d'abord il essaya des greffes.

Expérience IX (I de Billroth) (1). — Sur un petit chien, on inocula avec la lancette, au nez, aux gencives, le suc laiteux d'une tumeur épithéliale de la joue et du maxillaire supérieur. Trois mois plus tard, aucune tumeur n'était apparue dans les parties inoculées, et à l'autopsie pratiquée 15 mois après l'expérience, on ne trouva rien d'anormal.

Expérience X (II de Billroth). — On introduit sous la peau du dos d'un jeune chien une fine tranche d'une tumeur épithéliale de la joue. Il y eut pendant quelques jours une suppuration sanieuse. La plaie guérit, et le chien fut tué cinq mois plus tard. On ne trouva rien d'anormal au lieu d'inoculation, non plus que dans les viscères.

Expérience XI (III de Billroth). — Une transplantation analogue est faite le 7 janvier avec un sarcome provenant du dos. — Les résultats sont négatifs. Le chien fut tué trois mois et demi plus tard, tous les organes étaient sains.

Ainsi dans trois expériences d'inoculation, il obtient trois insuccès. Voyons s'il sera plus heureux dans celles d'injections intra-veineuses. Ces dernières ont toujours été faites 20 minutes

(1) Billroth, in *Wiener medizinische Zeitschrift*, n° 72 et 73, 1867. Extrait de la *Gazette hebdomadaire* 1867, n° 45, p. 717.

après l'extraction de la tumeur; celle-ci était conservée dans une étuve chauffée à 37°, réduite en bouillie, mêlée à du sang, mise dans une seringue également chauffée, et introduite rapidement dans la veine de l'animal soumis à l'expérience.

Expérience XII (IV de Billorth). — Le 21 octobre 1866, le suc exprimé d'un carcinome glandulaire à grosses cellules de la mamelle est injecté dans la jugulaire d'un gros chien noir et blanc. Le 14 janvier 1877 (plus de trois mois après l'opération), le chien fut tué. Tous les organes étaient sains.

Expérience XIII (V. de Billroth). — On injecte, le 24 octobre 1866, dans la jugulaire d'un chien de moyenne taille, les détritus d'une tumeur épithéliale de la muqueuse nasale et du maxillaire supérieur. On tue le chien le 7 janvier 1867 (deux mois et demi après l'opération), on trouve dans les poumons quelques petits nodules de la grosseur d'une tête d'épingle, contenant des fibres de tissu conjonctif (reliquats d'embolies pulmonaires). Tous les autres organes sont normaux.

Expérience XIV (VI de Billroth). — Le 31 octobre, on extirpe un carcinome glandulaire du rectum, et l'on injecte des détritus dans la veine jugulaire d'un chien. L'animal est tué le 14 janvier (deux mois et demi après) et à l'autopsie, on trouve tous les organes sains.

Expérience XV (VII de Billroth). — Un adénolymphome des glandes de l'aisselle est extirpé le 11 novembre 1866. On injecte dans la jugulaire d'un chien des détritus de la tumeur, on ne trouva rien d'anormal à l'autopsie, deux mois après l'opération, à l'exception de quelques nodules, comme dans l'expérience XIII.

Expérience XVI (VIII de Billroth). — On fait avec les détritus d'un sarcome à cellules étoilées (tumeur à corps fibro-plastique) siégeant au dos, une injection dans la jugulaire d'un petit chien. Trois mois plus tard, le chien fut tué. L'autopsie donna des résultats entièrement négatifs.

Même insuccès complet que tout à l'heure ; et cependant Billroth s'est bien gardé de conclure de ces échecs que le cancer n'est pas transmissible de l'homme à l'animal.

Presque en même temps, en France, M. Goujon entreprenait des expériences, à l'Ecole pratique, expériences que nous trouvons relatées dans sa thèse (1). Nous citons textuellement cet auteur.

Expérience XVII (1 de Goujon). — « Je rapportais un matin, de l'Hôtel-Dieu, la moitié d'une tumeur encéphaloïde provenant d'un testicule dont M. Jobert venait de pratiquer l'ablation. Je plaçais immédiatement un fragment de cette tumeur sous la peau d'un gros rat blanc. Deux mois après cet animal meurt ; l'autopsie en est faite, et on trouve dans la poitrine une tumeur grosse comme une petite amande, adhérente au sternum et comprimant très-fortement les poumons et le cœur, qui n'ont pas la moitié du volume qu'ils devraient avoir. Cette tumeur paraît assez vasculaire et laisse écouler par l'incision un liquide lactescent, légèrement rosé, qui, examiné au microscope, se montre entièrement formé de cellules épithéliales avec un ou plusieurs noyaux, des noyaux libres, et quantité de gouttelettes d'huile ; la trame de la tumeur est très-peu abondante.

Tous les ganglions lymphatiques ont un volume au moins triple de celui qu'ils ont à l'état normal, et sont constitués par leur épithélium, dont les cellules sont devenues plus volumineuses. On ne trouve rien dans les poumons et les autres viscères, si ce n'est une très-grande quantité de graisse accumulée dans l'abdomen et dont on peut expliquer la présence par la faiblesse de la fonction respiratoire. Le point dans lequel

(1) Goujon, *Th.* Paris, 866, n° 255.

on avait placé le fragment cancéreux ne présentait qu'une petite cicatrice, et il fut impossible d'y trouver autre chose que du tissu cicatriciel ; le fragment de tumeur avait donc été complétement résorbé, car l'animal n'avait pas eu d'abcès sur ce point. »

Expérience XVIII (II de Goujon). — « Le 17 mai 1866, M. Théophile Anger, interne à la clinique de la Faculté, apporte au laboratoire une tumeur encéphaloïde de la mamelle que M. Nélaton avait enlevée le matin même : j'en plaçai immédiatement un petit morceau gros comme la tête d'une épingle sous la peau d'un cochon d'Inde, dans la région cervicale, à un travers de doigt de l'occipital. L'animal ne paraît nullement incommodé les jours qui suivent, il mange comme avant, et sa plaie se cicatrice sans suppurer ; mais il maigrit bientôt, et meurt le 12 juin, vingt-cinq jours après l'opération. Examiné alors avec le plus grand soin, il présente d'abord dans le point où l'inoculation a eu lieu une tumeur bilobée qui fait saillie sous la peau, et lui adhère par le lobe le plus gros, qui est aussi le plus superficiel, et gros comme un pois. L'examen histologique de cette tumeur la montre entièrement formée de cellules épithéliales et de noyaux de même forme et volume que ceux de la tumeur de M. Nélaton. Il y avait eu dans ce cas certainement une véritable greffe du fragment, qui était devenu par la suite le centre de production de nouveaux éléments anatomiques.

» Sur l'une des parties latérales de la trachée existe également une tumeur ovoïde de la grosseur d'un haricot et qui est, je crois, un ganglion de cette région ; tous ceux du voisinage sont également plus volumineux qu'ils ne doivent l'être. Ils sont tous durs, et, incisés, ils ont un aspect lardacé ; en râclant cette surface avec un scalpel, on obtient un liquide épais, dans lequel on trouve au microscope l'épithélium nucléaire des ganglions qui est devenu très-granuleux, et dont les cellules ne sont guère plus grandes qu'à l'état normal. Une grande quantité de granulations fines et brillantes nagent dans ce liquide, et enfin beaucoup de tissus fibreux constituent la charpente de ces petites masses.

» Comme on le voit par ce qui précède, on trouve dans ces ganglions à peu près tout ce qui constitue l'adénite. Etait-ce simplement une adénite ou un premier degré de l'altération qu'auraient subi les ganglions si l'animal eût vécu plus de vint-cinq jours, et que la tumeur cervicale fût arrivée à ses phases de ramollissement ? Les poumons et les viscères de l'abdomen ne présentent rien de spécial ; le volume des ganglions mésentériques, cependant, est de beaucoup augmenté et ils ont la même structure que la précédente. »

Expérience XIX (III de Goujon). — Un lapin reçut dans la cuisse un fragment de tumeur cancéreuse récemment enlevée: il mourut du phlegmon en trois jours: son autopsie ne présenta rien de spécial à noter.

Expérience XX (IV de Goujon).— «Dans la veine fémorale d'un jeune chien, j'injecte deux fois le contenu de la petite seringue de Pravaz de suc cancéreux provenant d'une tumeur enlevée peu d'heures avant par M. Nélaton et exprimée au travers d'un linge après l'avoir pilée. Pas d'accidents immédiats ; mais le point où l'injection a été pratiquée est bientôt le siége d'un ulcère profond, aux bords saillants et donnant le sang par le moindre contact. Cette plaie finit par se cicatriser; mais il s'est développé dans ce point une petite tumeur assez analogue à un tubercule anatomique.

» A mon grand regret cet animal disparut un jour du laboratoire et il me fut impossible d'en faire l'autopsie ; il y avait alors deux mois que je lui avais fait l'injection dans le sang. »

Ainsi donc, de ces quatre faits un seul semble avoir quelque valeur, c'est celui relaté dans l'Exp. XVIII, où on peut considérer le résultat comme une véritable greffe, quoiqu'on puisse l'expliquer autrement, par exemple par l'enkystement des éléments inoculés au milieu des tissus. Quant à l'expérience XVII, elle nous laisse des doutes, et ne peut nous convaincre qu'il y ait eu véritablement greffe, la présence d'éléments épithéliaux n'est pas suffisamment caractéristique, l'examen ne nous renseignant nullement sur la texture de la tumeur. Cependant il existe une autre expérience de M. Goujon, qui n'est pas relatée dans sa thèse, et qui est de la plus haute importance, en ce sens qu'elle tendrait à prouver la possibilité de la greffe d'un animal à un autre animal de même espèce, quoiqu'on n'ait pas encore trouvé un seul exemple d'inoculation de l'homme à l'homme. Voici en résumé cette expérience (1) :

Expérience XXI (Goujon). — Il inocule à un cochon d'Inde une portion de cancer épithélial provenant d'un animal de même espèce. L'autopsie, pratiquée 15 jours après l'opération, montra, au point où avait été faite la plaie, une tumeur d'un volume d'une amande, et dans toutes les viscères des noyaux cancéreux.

Ici les meilleures conditions pour la greffe, pour la transmission, par ce procédé, de la carcinose existaient ; il ne s'agissait plus d'éléments d'espèce différente ; aussi voyons-nous, sans étonnement, ce fait certain de réussite, mais qui a le malheur d'être seul dans son genre.

L'année d'avant, Cohn avait essayé, il semble même avec succès, une pareille inoculation.

Expérience XXII (Cohn) (2). — Il injecta dans la veine jugulaire d'un gros chien le contenu d'un morceau de cancer colloïde, formé de grosses cellules à queue. Après l'opération frisson violent, dyspnée peu intense, anorexie et abattement qui ne durèrent que quelques jours. L'animal se rétablit assez vite,

(1) In *Gazette hebd*, 1867, no 45, p. 707.

(2) Cohn *in* Chaillou, *Nature et généralisation des tumeurs cancéreuses* (*Thèse*, Paris, 1865).

mais il maigrit; quinze jours après celui où l'expérience avait été faite, on le tua par le chloroforme.

A l'autopsie, pas d'épanchement dans la plèvre; le lobe inférieur du poumon gauche était un peu adhérent. Sous la plèvre, on remarquait de petits noyaux, gros comme une tête d'épingle, à éléments semblables à ceux qui composaient la tumeur injectée. On rencontrait des noyaux de même nature, mais plus volumineux, dans le poumon gauche. Enfin les ganglions bronchiques avaient subi une dégénérescence semblable.

Pendant que ces diverses expériences étaient pratiquées en France, Lebert, en Allemagne, de concert avec Oscar Wyss (de Breslau), en établissait d'autres que nous avons traduites, et que nous reproduisons *in extenso*, inconnues qu'elles semblent être dans notre pays, puisque nulle part il n'en est fait mention.

Expérience XXIII (XXVIII de Lebert (1). — Une masse sarcomateuse (d'un ostéo-sarcome cystique à petites cellules rondes), de 2 cent. 1[2, est broyée et introduite le 19 novembre 1866 sous la peau de la nuque d'un gros lapin gris. L'animal avait déjà un catarrhe de la trachée.

Le 27, au point de l'injection apparaît une tumeur fluctuante, grosse comme un œuf de poule; on l'ouvre, et il s'écoule un pus jaune, mêlé de sang et d'air. L'examen microscopique ne montra que des globules de pus. — Le catarrhe trachéal augmente.

Le 28, l'abcès est fermé; cependant il y a encore de l'infiltration et de la sensibilité au point où il se trouvait. Râles trachéaux abondants.

Le 16 décembre, on trouve l'animal mort; on fait alors l'autopsie. Dans la trachée et les bronches, mucosités filantes et abondantes; les petites bronches en sont obstruées. A la partie

(1) Lebert, in *Archiv. von. Virchow*. 1867, 40 Bd. p. 536.

inférieure du poumon, mucosités opaques, blanchâtres et contenant du pus. Il y a des noyaux d'infiltration, et ceux-ci siégent autant dans le parenchyme que sous la plèvre : ce sont de petites nodosités blanchâtres à la coupe et de consistance molle. Au microscope, on y trouve de grandes cellules rondes à gros noyaux ; beaucoup deglobules blancs. Les alvéoles pulmonaires qui avoisinent ces bronches ne renferment pas d'air ; elles sont remplies d'une infiltration constituée par de grosses cellules arrondies et franchement granuleuses. La paroi des alvéoles est intacte et bien conservée. Entre les nodosités isolées et les foyers lobulaires, le poumon est sain.

Expérience XXIV (XXIX de Lebert).— Le 1er novembre 1866, on introduit une masse de sanie de la même tumeur que dans l'expérience précédente, mais préalablement broyée, sous la peau de la patte de devant d'un lapin. Il se développa à ce niveau une tumeur douloureuse.

Le 21, on trouve l'animal mort. La peau de la région qui environne le point où a été faite l'injection est soulevée par un exsudat séreux; l'œdème a une coloration rougeâtre et infiltre non-seulement le tissu cellulaire sous-cutané, mais encore les muscles du bras, de la poitrine et du ventre. — La masse sarcomateuse est convertie en un détritus granuleux et sec. Dans les environs, plusieurs petites vessies sont obstruées par les thromboses, mais nulle part ces thromboses ne se prolongent vers le cou. Tous les autres organes sont normaux.

Résumons ces deux expériences faites avec le sarcome. Nous pouvons constater que dans les deux cas il y a une irritation locale assez étendue. Un des deux animaux (celui de l'expérience XXIV) est mort au bout de vingt jours ; l'autre, après quatre semaines, avec des signes de catarrhe pulmonaire. Celui qui est mort si rapidement présente tous les caractères anatomiques de la septicémie ; l'autre, une bronchite capillaire et une « bronchite alvéolaire ».

Le contenu des petites nodosités, de nature muqueuse et purulente, offrait précisément des caractères opposés à ceux de la matière injectée, ce qui les différencie absolument.

Vient maintenant une autre série d'expériences (il y en a cinq) faites avec du carcinome ou du cancroïde. La première (expérience XXX de Lébert) est celle qui a été faite avec Follin, et que nous avons rapportée page 107, comme expérience VI.

Expérience XXV (XXXI de Lebert). — Le 1er juin 1866, on injecte à un lapin vigoureux de cinq mois, sous la peau de la nuque, 1 centimètre cube de suc cancéreux provenant d'un cancer épithélial ulcéré de l'œsophage, porté par un homme de soixante-treize ans. Aussitôt après l'injection, on en poussa une seconde d'eau pure.

14 juin. A la partie antérieure du dos, on remarque une tumeur molle, élastique, ayant en largeur 3 à 4 centimètres, 2 à 3 centimètres en longueur, et 2 centimètres d'épaisseur. — A la jambe de devant existait une plaie de 2 cent. 5 sur 1 centimètre de large, à bords secs, gonflés et injectés, dont le fond était recouvert d'une couche blanc jaunâtre. A la partie postérieure de cette jambe, on voyait une tuméfaction allant jusqu'à la moitié de l'abdomen, et gênant tous les mouvements. — Pas de ganglions. — Respiration, 150. — Température dans l'oreille gauche, 40°. — L'animal est inquiet.

Le 29 juillet, mort. Le long des apophyses épineuses de la colonne vertébrale se trouvent un grand nombre de tumeurs, du volume d'un haricot ou d'une noisette, tumeurs situées dans le tissu cellulaire sous-cutané, et réunies entre elles par des cordons, de la grosseur d'une plume de corbeau ou d'une plume d'oie. Elles sont remplies d'une masse blanchâtre, épaisse, puriforme. Les parois de ces cavités sont dures et calleuses. — Du côté des organes génitaux on trouve un grand nombre de tumeurs, de même nature, formant un paquet de la grosseur de la moitié d'un œuf de poule. — Pas de ganglions. — Dans le poumon droit, qui paraissait sain comme le gauche, existent de petites nodosités, grosses comme une petite lentille, et situées dans les couches superficielles. Autour d'elles, le parenchyme est exsangue et contient de l'air. Ces nodosités sont constituées par des infiltrations cellulaires dans les alvéoles.

Expérience XXVI (XXXII de Lebert). — Le 19 janvier 1866, on injecte à un lapin maigre le contenu d'une petite seringue de Charrière de suc cancéreux, provenant d'un gros noyau d'un cancer du foie, enlevé à une femme de cinquante-huit ans, et morte d'un cancer de l'estomac et du foie. Cette injection une fois poussée sous la peau de l'échine, on en fait une seconde, en même temps, derrière l'oreille droite.

Le 5 février, mort. L'animal est très-amaigri ; à l'autopsie on ne trouve pas d'altération des organes. Les cellules hépatiques présentaient une pigmentation abondante. Sous le grand pectoral gauche, on trouve deux ganglions triplés de volume ; leur capsule fibreuse est tendue et présente quelques points hémorrhagiques ; la coupe est blanchâtre et laisse écouler un suc abondant, qui, sous le microscope, paraît constitué d'un grand nombre de cellules lymphatiques rondes, de dimensions variables, variant de ^{mm}, 01 à 0^{mm},0125. Elles n'ont pas de noyaux et sont légèrement granuleuses ; les plus grandes seules en ont un qui est semblable absolument aux petites cellules.

Au point de l'injection on trouve un foyer de la grosseur d'un pois, à contenu jaunâtre, en bouillie ; il est séparé des tissus environnants par un épaississement du tissu cellulaire. Le microscope ne relève dans cette masse que des noyaux irréguliers en très-grande abondance.

Expérience XXVII (XXXIII de Lebert). — Le 25 août 1866, on injecte à un lapin, sous la peau de la nuque et à droite de la ligne médiane, du suc cancéreux provenant des ganglions rétro-péritonéaux, d'une femme morte d'un cancer utérin et vésical. Au point de l'injection survient un gros abcès.

Le 28 décembre, on sacrifie l'animal. Les poumons étaient sains, ainsi que les autres organes.

Expérience XXVIII (xxxiv de Lebert). — Le 22 janvier 1867, on injecte le suc d'un carcinome stomacal, étendu au foie et au péritoine, sous la peau de la nuque d'un lapin. Celui-ci meurt le 30 janvier. Au point d'injection il portait un abcès renfermant du pus crémeux. Celui-ci avait fusé sous les muscles superficiels, à gauche de la colonne, jusqu'à la dernière vertèbre dorsale, en s'étendant sur les parois latérales du thorax. Le tissu cellulaire environnant était le siége d'une infiltration inflammatoire, se traduisant à l'extérieur par de l'œdème. Les poumons sont pâles et contiennent de l'air ; ils présentent çà et là quelques points à aspect marbré ; léger œdème. Cette lapine était pleine : dans l'une des cornes de l'utérin il y avait deux, et dans l'autre quatre embryons.

Dans ces quatre observations, la matière injectée provenait d'un cancroïde de l'œsophage, d'un cancer du foie, ou de ganglions rétro-péritonéaux. La mort est survenue au bout de 8, 14 jours et 2 mois. L'autre, bien portant, a été tué au bout de 4 mois. En général, localement, au point où avait été faite l'injection, il n'y avait rien de remarquable. Chez un de ces animaux on a trouvé des abcès multiples à parois indurées ; chez deux autres, de gros abcès qui se sont étendus et ont donné lieu à une forte infiltration périphérique.

« En somme, dit Lebert, quant aux injections et inoculations, tant ici qu'à Paris, elles n'ont pas abouti au cancer. »

Deux faits, dans ces expériences, sont remarquables, c'est la formation de nodosités, et la tuméfaction des ganglions situés dans la zone lymphatique du point inoculé. Les symptômes locaux ont été, en général, de très-peu d'importance.

Que si, maintenant, nous nous transportons en Angleterre,

nous voyons qu'à la même époque se faisaient également des essais d'inoculation.

Wilson Fox, professeur de clinique médicale à l'*University College*, fit une série d'expériences pour vérifier celles de M. Villemin; il injecta deux fois de la matière cancéreuse, et eut deux insuccès (*British medical Journal*, 1868).

Clark, en avril 1867, observa la tuberculose chez un lapin inoculé de cancer (*The medical Times and Gazett*, 1867, t. I). Faut-il attribuer ce résultat au local où a été faite l'expérience? puisque M. Ranvier dit qu'au collége de France il a toujours vu les tubercules du poumon à la suite d'un traumatisme quelconque.

Les expériences plus récentes de Harley et Laurences, sur des chiens, ont également échoué (1). Il y a cependant divers cas connus dans lesquels l'inoculation n'avait pas réussi, mais dans lesquels les sujets soumis aux expériences sont morts de cancer à une période avancée de leur vie.

Il nous faut revenir, à présent, en Allemagne, pour suivre Doutrelepont dans ses différentes tentatives; il s'est servi, pour ses six expériences, d'un cancer mammaire pris sur un chien d'arrêt.

Expérience XXIX (1 de Doutrelepont) (2). — On introduit un morceau du cancer mammaire dans la cavité abdominale d'un chien lévrier; l'ouverture avait été faite à droite de la ligne blanche. De plus, à quatre reprises différentes, on avait placé de la matière cancéreuse sur une plaie qu'il portait à la jambe. Il mourut au bout de six semaines et demie, avec embolies dans le foie et le rein, que l'auteur rattache à la longue suppuration dont la paroi abdominale aurait été le siége : il n'y avait rien qui prouvât la possibilité du transport de matière cancéreuse.

(1) Aitken, *loco citato*.
(2) Doutrelepont, in *Virchow archiv.*, 45, Bd-1869.

Expérience XXX (II de Doutrelepont). — Par une ouverture du nombril, on introduit dans la cavité péritonéale d'un chien ratier deux morceaux de la masse cancéreuse. L'animal fut pris rapidement de vomissements et mourut le lendemain d'une péritonite occasionné par le traumatisme.

Expérience XXXI (III de Doutrelepont). — Sous la peau des adducteurs de la cuisse d'un lapin blanc on place deux petits fragments de la masse cancéreuse. Il se forme là un gros abcès, et l'animal mourut quatre semaines après, avec tous les symptômes de la pyohémie.

Expérience XXXII (IV de Doutrelepont). — On fait à un lapin gris une ouverture le long de la ligne blanche, et on introduit dans l'abdomen quatre petits morceaux cancéreux, gros comme des pois. Au bout de trois semaines l'animal succombait à une péritonite. Les masses carcinomateuses déposées dans la cavité péritonéale avaient subi la dégénération graisseuse, et étaient enveloppées d'une néo-capsule.

Expérience XXXIII (V de Doutrelepont). — Sur un jeune chien qui portait des plaies sur les deux jambes, on place une première fois quelques fragments de la tumeur. Quinze jours après on recommence, mais sur une seule jambe. Quatorze jours après la première inoculation apparaît sur la jambe gauche une nodosité ressemblant fort à une petite tumeur; elle ne tarda pas à diminuer de volume au point qu'à l'autopsie il en restait peu de traces. A l'examen microscopique on reconnut des cellules jeunes.

Expérience XXXIV (VI de Doutrelepont). — Sous la peau de la nuque d'un petit cochon d'Inde on place plusieurs petits morceaux de cancer, inoculations qui n'ont pas donné de résultat appréciable.

Dans toutes ces expériences de M. Doutrelepont, nous pouvons remarquer que toujours il y a eu infiltration du pourtour de la plaie d'inoculation; au début, en raison de sa dureté et de son étendue, on aurait pu la prendre pour le début d'une tumeur, mais elle ne tardait pas à disparaître, ne laissant après elle qu'une cicatrice avec hypertrophie locale. Quoi qu'il en soit, ces expériences, faites dans toutes les conditions de réussite, s'il faut en croire leur auteur, paraissent s'élever contre la possibilité de l'inoculation.

Nous arrivons maintenant aux expériences inédites, les unes entreprises par M. Liouville au laboratoire de l'Hôtel-Dieu, et qu'il a bien voulu nous communiquer, les autres par nous-même. Nous eussions voulu en faire davantage, mais notre position spéciale nous a empêché de pousser ce sujet autant que nous l'aurions désiré. Nous nous proposons cependant de reprendre cette question quand nous en aurons fini avec nos études, et de publier alors les résultats auxquels nous serons parvenu.

Expérience XXXV (M. Liouville). — Le 23 mai 1872, sur un cobaye mâle, fort, à poil roux et noir, il est fait dans la région du dos, à gauche, une injection sous-cutanée de matière sanio-puriforme, provenant d'un cancer utérin. Celui-ci avait été extrait deux heures auparavant sur une femme, et, pendant sa vie, couchée au lit n° 30, salle Sainte-Anne. La température rectale de l'animal, avant l'expérience, était de 38°,4.

Le lendemain, 24 mai, l'animal, quoiqu'un peu moins agité, courait encore cependant. L'écurie était très-propre. La patte gauche (côté injecté) était un peu plus chaude que la droite. La température rectale est normale, 38°,2.

L'animal va ainsi, maigrissant un peu, jusqu'au 27 janvier 1873, époque à laquelle il meurt, c'est-à-dire environ 8 mois après l'opération. L'autopsie est faite quatre jours après, le 31 janvier. Le cadavre avait été conservé au frais, et les organes n'étaient pas putréfiés.

Sur le dos, à gauche, dans la région lombaire jusqu'au sacrum, s'étendait une grande plaie, sèche, et en voie de cicatrisation : c'était une sorte de vaste ulcère allongé qui s'était « raccorni ». Au-dessous de la peau, dans la région lombaire et dans la moitié postérieure de la région abdominale, on pouvait voir de gros ganglions, teintés de zones noirâtres, pigmentées, de la grosseur d'un haricot, d'un pois, et situés le long les uns des autres. Dans le bassin se trouvaient des ganglions analogues, qui soulevaient le péritoine ; enfin dans le petit bassin existait une chaîne de petits ganglions colorés, un peu caséeux, et remontant vers la colonne.

Le *foie* était énorme, déformé, à surface mamelonnée. Son tissu, dur à couper, présentait un aspect lardacé et était de couleur grisâtre, semi-transparente, avec des zones jaunâtres. L'état de la surface, avec ses saillies et ses dépressions, faisait ressembler ce foie à celui de la cirrhose, chez l'homme. Lorsqu'on le coupe, il ne s'écoule ni sang, ni bile ; la vésicule du fiel est atrophiée.

La *rate* est dure, volumineuse, et présente quelques inégalités. Sur un fond injecté, portant des rayures noirâtres, on remarque un semis fin et assez abondant de granulations miliaires.

Les *reins* semblent normaux et ne sont le siége d'aucune infiltration, ni granulation. Les capsules surrénales, au contraire, sont volumineuses et laissent s'écouler une bouillie de couleur sépia.

Les *poumons* sont parsemés de granulations semi-transparentes, rappelant les granulations tuberculeuses. Mais ce qu'on remarque surtout, ce sont des zones de pneumonie circonscrites, avec teinte grisâtre, et petits amas pigmentés; ces derniers, de la grosseur d'un grain de mil, colorent d'une façon toute spéciale les deux lobes du poumon.

Les *ganglions* que l'on rencontre derrière le sternum, devant la fourchette, sont durs, mais n'ont pas changé de couleur. Rien au *cœur* ni au *cerveau*.

De cette expérience, dans laquelle l'autopsie a été si minutieusement faite, on ne peut rien conclure, du moins avec certitude, l'examen histologique n'ayant pas été fait. Il semblerait que nous ayons eu affaire à une tuberculisation consécutive au traumatisme et à la suppuration, plutôt qu'à autre chose.

Expérience XXXVI (inédite).— Le 8 janvier 1873, au laboratoire de l'Hôtel-Dieu, M. Liouville pratiquait une seconde expérience. Le cobaye employé était fort, bien portant, pesant 750 grammes. Les oreilles étaient noires; sur le dos il portait une bande blanche, ayant une coloration noire à sa gauche et rousse à sa droite. A quatre heures de l'après-midi on injecta dans le tissu cellulaire sous-cutané 5 centimètres cubes de sang, provenant de la veine cave inférieure, dans le foie. Celui-ci était atteint d'un cancer mélanique (clinique du professeur Richet). L'injection fut pratiquée dans la région dorsale, au tiers supérieur, dans la bande de poils blancs.

Le 9 janvier, vingt-quatre heures après l'expérience, l'animal était mort. Pourquoi? c'est ce que nous ne pouvons dire, l'autopsie n'ayant pas été faite.

Expérience XXXVII (inédite).— Le 1er avril 1874, à trois heures de l'après-midi. M. H. Liouville introduisait dans une plaie sous-cutanée de la région lombaire gauche une masse, grosse comme un grain de millet, d'un ganglion dégénéré du médiastin. L'animal en expérience était un cobaye, mâle, petit, mais vigoureux, à tête noire et blanche, à bandes noires au milieu du corps, et blanches en arrière. Le ganglion avait été pris, le matin, sur le cadavre, après trente-six heures; il provenait d'un cas de cancer généralisé, à grandes cellules multipolaires; le malade sortait du service du docteur Cusco.

4 avril. L'animal n'a rien offert, jusqu'à présent, de très-apparent à l'extérieur. Il mange avec voracité et circule très-bien ; il a même pu s'échapper de sa cage en sautant ; mis à

terre, il tourne plusieurs fois sur lui-même et paraît inquiet. De plus il est facile d'apercevoir quelques secousses et sursauts qui n'existaient pas auparavant.

9 avril. Extérieurement l'animal ne paraît pas souffrir. Poil lisse. L'écurie est très-propre. Pas de diarrhée, appétit vorace, et cependant il semblerait qu'il y ait un peu d'amaigrissement. Le cobaye circule toujours bien.

23 avril. Toujours apparence de bonne santé. Même état que dessus.

28 avril. Il s'est fait deux plaies hier avec le petit collier qu'il porte au cou, comme signe distinctif. L'une est au cou, l'autre à la patte antérieure droite. Température rectale 40°. Il circule librement, ne paraît nullement gêné.

L'animal, mis à mort un mois après, ne présente aucun caractère, aucune lésion anatomique qui puisse faire supposer qu'il y ait eu inoculation.

De ces trois expériences, une seule a pu être menée à bonne fin, mais encore vient-elle à l'encontre de la possibilité de la contagion. Quoi qu'il en soit des résultats qu'a pu obtenir M. Liouville, il a remarqué dans tous les cas de greffe réussissant, de cancer ou de tubercule, que jamais les reins n'ont paru malades. De plus les ganglions lymphatiques sont presque toujours très-pris, et on peut remarquer des traînées lymphatiques. Si, en outre, on n'arrive pas à produire le cancer, on occasionne encore assez souvent la septicémie (1).

Expérience XXXVIII (personnelle). — Le 25 juin 1876, sous la peau de la région cervicale d'un jeune chien, de bonne santé antérieure, j'introduis un fragment de cancer mammaire de la grosseur d'un petit pois. Dans la soirée, l'animal a un peu de fièvre, yeux brillants, pouls vite; il est abattu, et n'a pas mangé. Ces symptômes généraux s'amendent vite, et quatre

(1) Communication orale.

jours après il n'y paraît plus. Mais à l'endroit où la greffe avait été faite, il s'était formé une petite plaie suppurant beaucoup.

Le 8 juillet, la plaie est en voie de guérison et ne semble en rien gêner le chien, qui a repris son caractère habituel. Abattu le 17, on ne trouva rien dans les viscères; la plaie est cicatrisée, et il ne reste pas trace du fragment inoculé, qui probablement a dû s'échapper au dehors avec les produits de la suppuration. Tout autour existait un peu d'engorgement, les ganglions de la région étaient légèrement augmentés de volume.

Expérience XXXIX (personnelle). — Le 29 juin 1876, sous la peau de la base de l'oreille gauche d'un lapin, j'injecte environ le contenu de la moitié d'une seringue de Pravaz, de suc cancéreux, obtenu en broyant et filtrant un fragment de cancer mammaire. Les symptômes généraux qui se montrèrent après l'opération furent vite amendés. L'animal maigrit peu à peu, et mourut le 15 juillet. Il s'était formé, au point d'injection, un abcès de 2 centimètres de long à peu près, rempli de pus à consistance crémeuse et formé exclusivement de globules purulents; nous n'y avons rencontré aucune cellule semblable à celles du suc injecté. Les poumons, peu colorés, étaient sains, ainsi que le foie et les autres organes.

Nos deux expériences sont donc nulles, quant au résultat; nous avons cru devoir les signaler cependant, parce que dans une question aussi importante, les expérimentateurs doivent se faire un scrupule de publier tous leurs résultats, fussent-ils tous des insuccès. De la sorte, quand les expériences seront en grand nombre, on pourra conclure pour ou contre la possibilité de la contagion de la carcinose par les inoculations.

C'est là tout ce que nous avons pu trouver sur la question; signalons cependant encore des expériences entreprises par M. Hyvert, à Montpellier, en 1872, et que nous n'avons pu trouver nulle part, quoiqu'elles soient indiquées dans le premier volume des *Sciences médicales*, page 121.

Envisageant tous ces faits dans leur ensemble, nous n'y voyons pas de démonstration évidente de la transmissibilité du cancer de l'homme aux animaux, et si de semblables expérimentations n'ont pas réussi, cela prouve simplement que les tumeurs provenant de l'homme ne sont pas inoculables aux animaux. Peut-être n'en serait-il pas de même entre deux animaux de même espèce, quoique une seule expérience, due à M. Goujon, vienne autoriser cette assertion. Cependant, si on se reporte aux expériences de MM. Bert, Ollier, Dieffenbach, Gimbert (de Cannes) et tant d'autres, qui ont pu greffer les éléments ou les organes les plus insolites sur d'autres parties qui n'étaient pas appelées à les porter, on sera plus disposé à admettre la possibilité d'une pareille greffe pour le cancer, mais nous spécifions, *entre animaux de même espèce*. Il est malheureux que les essais d'Alibert ne puissent être renouvelés, de l'homme à l'homme, en se plaçant dans les conditions d'expérience si bien tracées par M. Chauveau (1). Peut-être alors, en opérant dans ces conditions rationnelles (que nous ne retracerons pas, de peur d'allonger par trop un travail déjà si long), arriverait-on à quelque résultat positif.

Ainsi rien n'est résolu, jusqu'à présent, quoi qu'en ait dit M. le professeur Chauffard dans une séance d'octobre 1867, à l'Académie de médecine : « N'a-t-on pas inoculé, et avec succès, des éléments cancéreux et des éléments mélaniques ? » Phrase trop affirmative, même encore aujourd'hui. Cependant il ne faut préjuger en rien de la transmissibilité du cancer; la lice est toujours ouverte : aux expérimentateurs à se mettre à l'œuvre.

(1) *Gazette hebdomadaire*, 5 avril 1872.

CHAPITRE V.

CAUSES PATHOLOGIQUES
RAPPORTS DE LA CARCINOSE AVEC LES AUTRES MALADIES.

On a cherché s'il pouvait exister quelque relation entre le cancer et toutes les autres maladies, au point de vue étiologique. On s'est surtout préoccupé des affections diathésiques et chroniques, ainsi que des affections locales; et si on réunissait toutes les discussions soulevées, nous aurions à dire plus que ne le comporte l'importance de ce travail. On a pensé, par contre, que certains états morbides étaient capables de conférer, à ceux qui en étaient atteints, une sorte d'immunité absolue ou relative à l'égard des manifestations cancéreuses; en sorte que la question de l'antagonisme avait une place tout indiquée dans ce chapitre d'Étiologie.

Afin de tirer au clair cette question si embrouillée, nous procéderons par ordre et traiterons, dans autant de paragraphes distincts, l'influence des diathèses, des maladies chroniques et affections locales; enfin nous consacrerons un article spécial à la question de l'antagonisme, envisagée surtout au point de vue de la tuberculose.

I. *Affections diathésiques.*

Peut-il, chez un même sujet, exister en même temps deux diathèses? Question importante et des plus discutées, au moins quant à la tuberculose. Cette coïncidence étant admise, et le fait nous semble facile, doit-on reconnaître une certaine influence de l'un sur l'autre ou bien de la solidarité entre ces divers états morbides. Nous allons voir ce qui a été dit sur ce sujet à propos de la scrofule, de l'herpétisme et de la tuberculose. Et d'abord ceci ne ferait aucun doute si on admettait l'étrange théorie de M. Béchade (1), qui admet la possibilité de la transformation des diathèses, de la syphilis en scrofule et du cancer en névralgie!

Si on s'en rapporte aux opinions émises jusqu'à nos jours, la *scrofule* serait souvent une cause de carcinose. Hippocrate (2) admettait un cancer de nature scrofuleuse; pour Richerand et Vigaroux, la disposition scrofuleuse des jeunes sujets est une cause positive et fréquente. Tourtelle va plus loin, il affirme que tous les individus atteints de cancer ont toujours été affectés d'écrouelles dans leur jeunesse. Bayle range cette maladie au rang de ce qu'il a appelé les causes locales. M. Bazin nous dit que le cancer peut être une de ces lésions qui constituent ce qu'il appelle la scrofule quaternaire.

M. Constantin Paul, dans sa thèse d'agrégation (3), a émis une opinion plus en rapport avec ce que nous savons de la nature de ces deux affections. Cet auteur se demande s'il y a lieu de penser à l'exclusion du cancer chez un individu en puissance de scrofule. Quand celle-ci est grave, elle tue de bonne heure, par un procédé ou par un autre, et si elle permet à celui qui en est atteint d'arriver à l'âge auquel on rencontre d'habitude le cancer, c'est qu'elle n'était pas très-grave. « Eh bien, même dans ce cas, c'est encore une rareté de voir des scrofuleux finir par le cancer. »

Si les rapports du cancer sont tout au moins douteux avec la scrofule, il n'en est plus de même avec la *diathèse herpétique*; nos plus remarquables dermatologistes sont d'accord sur ce point, que les anciens avaient déjà parfaitement reconnu : Le Dran, Lassus, Bridault ont admis un cancer d'origine dartreuse, surtout chez les femmes « sujettes aux acrimonies ». Pour

(1) Béchade, *De l'hérédité* (*Thèse*, Paris, 1862).
(2) Hippocrate, in *Libra prædictorum*, no 24.
(3) C. Paul, *De l'antagonisme* (*Th.* pour le concours d'agrégation, 1866).

Alibert, les ulcères cancroïdes se liaient intimement aux affections dartreuses.

D'après M. Bazin, les organes internes subissent souvent une atteinte profonde à la quatrième période de la diathèse herpétique. « Tantôt, dit-il, on reconnaît les signes évidents d'un cancer de l'estomac, du foie, des ovaires, de l'utérus... (1). » Il dit encore ailleurs : « Le cancer du foie, de l'utérus surviennent souvent comme affections ultimes de l'arthritis. » Et à ce propos nous pouvons dire que M. le professeur Hardy est plus affirmatif quant au vice dartreux, et ne semble nullement porté à admettre l'influence du vice arthritique. Notre savant maître s'exprime ainsi (2): « Il nous faut encore attirer l'attention sur ce que nous croyons être une dernière manifestation des affections dartreuses, c'est le *cancer.* » Il est bien évident que cette terrible affection existe en dehors de l'herpétisme, qui oserait en douter ? Cependant, tout en faisant la part des lésions cancéreuses qui n'ont rien à voir avec le vice dartreux, nous croyons, suivant les idées de M. Hardy, que le cancer est assez souvent lié à la dartre, « qu'il dépend de cette diathèse, n'en n'est qu'une manifestation ultime, et que, par suite, les dartreux sont éminemment sujets à cette affection. »

M. Gigot-Suard (3) est du même avis. Il a recueilli beaucoup de faits, et n'insiste pas sur les rapports de cause à effet qui existent entre l'herpétisme et le cancer, parce que, dit-il, « c'est une loi pathologique suffisamment établie maintenant. » Les observations d'ailleurs ne manquent pas dans la science.»

Mais ce dernier auteur a remarqué que l'apparition de cette redoutable maladie coïncidait presque toujours, pour ne pas dire toujours, avec la disparition plus ou moins complète d'une

(1) Bazin, *Leçons théoriques et cliniques sur les aff. cutanées dartreuses*, p. 48 et 41, 1858.

(2) Hardy, *les Affections cutanées dartreuses*, p. 33 et 24, 1858.

(3) Gigot-Suard, *l'Herpétisme*, 1870, p. 370.

dartre externe, c'est-à-dire cutanée. En voici un exemple, pris parmi les cas qu'il a rapportés dans son ouvrage. Il avait traité et guéri en 1856, par les eaux de Saint-Gervais, un malade atteint d'eczéma généralisé. Ce malade était revenu le consulter, quatorze années après, pour des dyspepsies, des vomissements, qui, vu l'état cachectique du sujet, ont fait diagnostiquer un carcinome stomacal.

Sir James Paget a remarqué également que chez quinze femmes, atteintes d'affections chroniques de la peau, localisées surtout sur l'aréole et la mamelle, il y avait eu consécutivement un cancer squirrheux de la glande mammaire.

Pour *l'arthritisme*, les renseignements sont bien moins nombreux, et pas assez concluants pour permettre de se faire une opinion fondée à ce sujet.

Autrefois, on avait bien admis des cancers goutteux, rhumatismaux; Chaussier, Zimmermann ont rapporté des cas de perforation de l'estomac, à la suite de goutte remontée! Dans les auteurs que nous avons été à même de consulter, nous n'avons presque rien trouvé sur l'arthritisme. Suivant Gintrac, Pujol et M. Bazin, il aboutirait au cancer et formerait avec lui une famille sans alliances avec le groupe des scrofulides, qui se composerait de la scrofule, du tubercule et de la dartre.

Une thèse de l'année dernière (1) nous donne les opinions de M. le professeur Verneuil à ce sujet, opinions qui demandent à être confirmées. Il ne confond pas, comme on l'a fait, suivant lui, l'arthritisme avec l'herpétisme; car si le dernier occasionne le cancer, l'autre prédisposerait à l'épithéliome.

Nous ne dirons rien de la *tuberculose*, nous réservant d'en parler bientôt, lorsque nous étudierons la question de l'antagonisme.

Si maintenant, en manière de conclusion, nous jetons un

(1) Chenet, *Cancer du sein chez l'homme* (*Th.* Paris, 1876).

coup d'œil d'ensemble sur le rôle de ces diathèses dans la carcinose, nous voyons qu'une seule d'entre elles, la scrofule, semble n'avoir aucune influence pathologique; nous avons assez montré l'importance de l'herpétisme, et pour ne pas préjuger la question de la tuberculose, nous remettons nos conclusions à la fin du paragraphe sur l'antagonisme.

II. *Maladies générales chroniques.*

Il n'étonnera personne que nous ne parlions pas des affections aiguës, car il est impossible de saisir quel lien pourrait exister entre deux états pathologiques si dissemblables quant à l'essence et à la marche.

Parmi les maladies chroniques, une avait surtout attiré l'attention des anciens, la *syphilis*. Lassus le professait en 1801 à son cours de pathologie ; Bayle était du même avis. Lisfranc, Boivin et Dugès ont cru à l'influence d'un principe syphilitique constitutionnel, mais Churchill est loin de l'admettre. D'ailleurs Parent-Duchatelet n'a jamais trouvé de rapport, même éloigné, entre les deux affections.

Nous ne parlerons pas du *scorbut*, nous ne l'avons trouvé mentionné que dans Hippocrate, et dans Lieutaud (1).

Mais il est un autre état, le *névropathique*, qui doit nous arrêter quelque temps. Faut-il dire, avec Broussais (2), que le siége primitif du cancer, comme de toutes les autres maladies, est dans le système nerveux? Amussat, admettant l'influence des causes morales, en déduit une sorte de corollaire, et dit : « Je suis porté à croire que le siége du cancer est dans le système nerveux (3). »

(1) Lieutaud, *Précis de la médecine pratique*, 1762, p. 425.
(2) Broussais, *Essai sur quelques points de pathologie médicale*, 1821.
(3) Amussat, in *Gazette hebdomadaire*, t. I, p. 1048.

Il y a eu quelques névropathologistes qui ont cru trouver dans les rapports de l'appareil nerveux la cause immédiate de tout développement de tumeur ; et, en effet, il en est beaucoup qui prétendent que les influences morales dépressives, que des lésions directes des nerfs ont pu donner lieu au développement de tumeurs : cette sorte de causes a été mise en avant, surtout pour le cancer de l'estomac. Sur quelles raisons s'appuie-t-on pour défendre ces théories? Sur de bien faibles, et Barras (1) n'a pas tort de croire que les soi-disant prodromes nerveux sont déjà eux-mêmes des symptômes du cancer de l'estomac.

Schroder van der Kolk (2), dans une fracture de cuisse chez un lapin, au lieu d'un cal osseux vit se former un fongus médullaire. Il pensait que la production du cancer ne se concevait pas autrement, dans son cas, que comme une conséquence du défaut d'influx nerveux ; la force régulatrice, qu'il attribuait au système nerveux, avait manqué au travail régénérateur. Mais, dit Virchow, c'est là un fait unique, et qu'on ne peut considérer comme probant.

Il est fort possible que la coexistence existe, mais de là à conclure à une action causale, nous croyons que c'est aller un peu vite. Voici d'ailleurs comment M. Chenet explique la possibilité de cette coïncidence. Il part de l'arthritisme, dont nous avons parlé précédemment, et de la relation qui existe entre lui et la névropathie ; les goutteux et les rhumatisants donnent naissance à des enfants chez lesquels les accidents trophiques se montrent tard où pas du tout, et alors ils sont remplacés par la névropathie. Or comme le cancer serait une manifestation tardive, possible de l'arthritisme, et comme la névropathie, dans certains cas, peut se substituer à l'arthritisme, il explique par ces rapports certains comment les cancéreux sont souvent névropathes.

(1) Barras, *Précis analytique sur le cancer de l'estomac*. Paris, 1842.

(2) *In* Virchow, *Traité des tumeurs*, t. I, p. 55 et suivantes.

En tout cas, si les affections chroniques n'ont pas d'action directe sur l'étiologie de la carcinose, on ne peut dénier l'action indirecte qu'elles exercent en plaçant l'économie dans les mauvaises conditions de résistance dont nous avons parlé à propos de l'hygiène.

III. *Maladies locales.*

Presque tous les anciens ont cru que la plupart des tumeurs, quelle qu'en soit la nature première, étaient susceptibles de subir la transformation cancéreuse. Les *phlegmasies* aiguës où chroniques ont également été élevées au rang des causes les plus fréquentes (Prus). C'était l'opinion de M. Bouillaud; Trousseau l'exprimait en ces termes: « La manifestation de la diathèse se fait vers les appareils, vers les organes affectés. » Scanzoni, pour l'utérus, admettait toujours une maladie primitive, qu'il disait être presque toujours un engorgement. Tout près de nous, l'année dernière, M. Chenet est venu nous dire que les affections du foie, en général, prédisposaient plus particulièrement à une production néoplasique.

Pour ce qui est de la dégénérescence possible des tumeurs, voici ce que Virchow en pense. Sur les muqueuses, les tumeurs apparaissent le plus souvent aux points qui ont été antérieurement le siége des maladies simplement inflammatoires. L'hyperplasie inflammatoire du catarrhe chronique conduit à la formation de polypes, et ceux-ci peuvent, plus tard, devenir à leur tour le siége d'un développement cancéreux ou cancroïde. « On trouve, dit-il, dans le cancer de l'estomac, aux alentours pes ulcères, des altérations dues au catarrhe chronique et qui se confondent insensiblement avec la formation particulière du cancer. » Mais pourquoi ne pas dire au cas contraire que ce catarrhe est l'effet de la nosorganie; qu'il l'a suivie, au lieu d'avancer qu'il l'a précédée?

M. Chaillou (1) n'ose pas répondre catégoriquement à cette question qu'il se pose : une tumeur hypertrophique peut-elle, en dégénérant, devenir cancer ? Il renvoie le lecteur à l'opinion de Leblanc (2) qui répond affirmativement. Pour lui, l'hypertrophie est une prédisposition au cancer, qu'elle précède souvent ; et il termine : « Il y a donc lieu de croire à la possibilité de la transformation cancéreuse de ces tumeurs. » C'est là l'opinien de Bonnet, de sir Paget.

W. Aitken (3), tout en admettant que de simples tumeurs peuvent devenir le siége du cancer, « au même titre, dit-il, que toute autre partie du corps, » fait cependant une restriction, en regardant l'événement comme fort rare.

Ces assertions nous semblent tout au moins mal fondées, car il est fréquent en clinique de voir des tumeurs à apparence bénigne, parce que leur marche était lente, et leur action générale sur l'économie nulle, de voir, dis-je, ces tumeurs prendre tout d'un coup une marche plus rapide et présenter des caractères de malignité, qui font crier à la dégénérescence. M. le professeur Broca a, de sa main de maître, réfuté cette théorie dans son remarquable mémoire sur le cancer. Et, d'accord en cela avec l'école de Laennec, à laquelle se rattache Velpeau, nous dirons comme lui : « Tout cela n'est qu'erreur et mensonge ! Le cancer est distinct dès le principe, comme à la fin. Chaque classe de tumeurs a son existence propre, qu'elle soit homologue ou hétérologue. »

IV. *Antagonisme.*

Nous avons tiré du *Dictionnaire encyclopédique* (4) les quel-

(1) Chaillou, *Nature et mode de génération des aff. cancéreuses*, 84. Paris, 1865.

(2) Leblanc, in *Bulletin Académie*, t. 20, 1854, p. 7.

(3) W. Aitken, *The. and practice of. medicine*, 1866, t. II, 175.

(4) Article *Antagonisme*, par Laveran.

ques explications qui vont suivre, et que nous donnons afin qu'il ne puisse rester aucun doute, dans l'esprit de nos lecteurs, sur le sens qu'il faut attribuer à ce mot : il exprime l'idée qu'ont eue quelques pathologistes d'opposer une maladie à une autre maladie.

Suivant MM. Littré et Robin (1) on ententend par antagonisme « la condition qui fait que, dans un même pays, certaines maladies sont exclusives à d'autres maladies ». D'après E. Boudin (2) « le principe en vertu duquel une diathèse ou un état morbide confère à l'organisme une immunité plus ou moins prononcée contre certaines manifestations pathologiques». C'est principalement dans le système d'Hahnemann (3) que se retrouve l'idée d'antagonisme exagérée jusqu'aux prétentions d'un système exclusif : « L'organisme, en sa qualité d'unité vivante, ne peut admettre à la fois deux affections dynamiques semblables, sans que la plus faible soit obligée de céder à la plus forte. »

C'était déjà l'opinion d'Hunter (4), puisque, pour lui, l'économie ne pouvait être en même temps le siége que d'une seule action spécifique.

Voici donc la question que nous allons tenter de résoudre, au moins quant à la tuberculose : *Une autre diathèse peut-elle exister avec la diathèse cancéreuse*? Quelle est leur influence réciproque?

Gerdy a signalé d'une manière réciproque la coexistence du tubercule et du cancer. Rayer a vu des tubercules sur des reins cancéreux. — Pour M. Broca la coexistence serait rare, parce que le maximum des deux diathèses n'a pas lieu à la même

(1) Littré et Robin, *Dictionnaire de Nysten*, 10 édition.

(2) Boudin, *Annales d'hygiène*, 1er série 1845, t. XXXIII, p. 68.

(3) Hahnemann, *Études de médecine homéopathique*; *Esprit de la doctrine* 1855, p. 272.

(4) Hunter, *Œuvres complètes*; *Traité de la syphilis*. Traduction Richelot, 1839, t. II, p. 833.

époque. Lebert a vu un enfant de 4 ans ayant un cancer rénal, et tuberculeux quant au cerveau. Il a aussi été frappé de la fréquence des tubercules pulmonaires dans le cancer de l'œsophage (1). Il a constaté d'ailleurs que les cancéreux devenaient plus facilement tuberculeux que les phthisiques ne devenaient cancéreux.

Suivant sir Paget (2) l'unité du cancer serait d'autant moins absolue, que les sujets à ascendants cancéreux sont prédisposés non spécialement au cancer, mais encore au développement de tumeurs bénignes, qui sont en quelque sorte l'expression incomplète de la diathèse.

Mais, de l'autre côté du Rhin, les opinions sont tout à fait opposées. Rokitansky, et avec lui toute la jeune école anatomiste de Vienne, a surtout formulé l'incompatibilité entre le tubercule et le cancer. Si cette théorie était vraie, quelle importance elle aurait prise en passant dans le domaine de la pratique! Un conjoint tuberculeux aurait pu amoindrir en faveur du produit de la conception l'influence funeste de l'autre conjoint cancéreux! Inutile d'insister, n'est-ce pas, pour montrer jusqu'où peut conduire la théorie de l'antagonisme entre les mains d'un homme qui ne recule devant aucune des conséquences où vont l'entraîner les déductions logiques de ses idées poussées à l'extrême.

Aucun auteur français n'est antagoniste, sinon M. Bazin, qui avait signalé l'unité du cancer, et Gendrin, qui affirme l'incompatibilité du cancer avec le tubercule, disant qu'on n'avait pas encore trouvé un exemple authentique de la simultanéité des deux cachexies (3).

(1) Lebert, *Anatomie pathologique*, t. II, p. 164.

(2) Sir Paget, *On the hereditary transmission of tendencies to cancerous and other tumours, Medical times*, 22 août, 1847.

(3) Croizet, *Coïncidence et rapport des tubercules et du cancer* (*Thèse* de Paris, 1875).

Brinton (1) est antagoniste, mais pas pour les mêmes raisons que le maître de Vienne; pour lui beaucoup des prétendus tubercules observés étaient anciens, ou bien n'étaient que des dépôts cancéreux secondaires.

M. le professeur Germain Sée et Béhier, notre regretté maître, s'opposèrent de toutes leurs forces à ces théories.

Leurs opinions battues en brèche par des faits, les partisans de l'antagonisme ne se découragèrent pas : ils étayèrent la loi qu'ils avaient formulée avec des raisonnements ; c'est alors que la science s'enrichit de la théorie des *crases*. Voici en résumé sur quoi elle est fondée : elles sont au nombre de trois, — chacune imprimant à ses sujets un caractère spécial, et ayant un cortége de maladies, s'oppose par de sévères lois d'antagonisme à l'importation des maladies environnantes. Or il se trouve que le cancer et le tubercule ne sont pas de la même crase ; l'un est attaché à la crase albumine, et l'autre à la crase fibrine ! Nous ne pouvons donc être simultanément la proie de ces deux maladies.

Cette théorie ayant été renversée par le ridicule, ils en mirent une autre en avant, basée sur le dogme de l'*unité*. Les globules du tubercule et la cellule cancéreuse sont d'origine analogue, mais d'âges différents, le cancer étant de formation plus avancée que le tubercule. Lorsque l'état général est parvenu au degré qui produit le tubercule, il peut, en s'avançant davantage, produire le cancer ; mais lorsqu'il est arrivé au degré du cancer, il ne peut plus permettre la tuberculisation. Voilà pourquoi les tubercules ne mettent pas à l'abri du cancer, tandis que celui-ci à la propriété de préserver du tubercule !

Il est inutile d'insister, les faits répondront toujours mieux que les meilleurs arguments ne pourraient le faire.

La statistique de Lebert porte cette coïncidence à 8 0/0. Dans

(1) Brinton, *Traité des maladies de l'estomac*, 1870, p. 325.

45 autopsies de cancer utérin, il a trouvé trois fois du tubercule récent ; dans 34 de c. à la mamelle, 2 fois ; 9 de l'œsophage, 2 fois ; 57 de l'estomac, 5 fois ; 13 des os, 2 fois. Soit, dans 158 autopsies, 14 fois.

Qu'il nous suffise de citer ici les noms de quelques-uns des auteurs qui admettent la coïncidence : MM. Damaschino (1), Constantin Paul (2), Guéneau de Mussy (3), Baumès (4), Croizet (5), Laveran (6).

N'y a-t-il entre ces faits qu'une simple coïncidence, et peut-on y voir un rapport de causalité ? On serait tenté de le croire et même de l'assurer, si les recherches ultérieures venaient confirmer les résultats annoncés par M. Burdel (de Vierzon) dans un travail présenté en 1869 à l'Académie de médecine (7).

Il étudiait dans ce pays l'étiologie de la phthisie chez ses malades ; il fut frappé de la fréquence du cancer chez des parents, d'ailleurs non tuberculeux ayant donné naissance à des enfants tuberculeux. Succédant à son père, il fut à même, plus que tout autre, de continuer des recherches qui durèrent 27 ans.

Sur plus de 100 familles cancéreuses, 75 ont fait souche de tuberculeux ; 79 cancéreux ont produit 327 tuberculeux ; il a

32 cancéreux (famille.)

18 cancéreux, 61 tuberculeux, 31 exempts.
dont 154 se marient.

2 cancéreux, 36 tub., 14 exempts.

2 cancér. 2 cancér.

(1) Damaschino, *Thèse* d'agrégation, *Étiologie de la tuberculose*, 1872, p. 158.

(2) C. Paul, *Thèse* d'agrégation, *De l'antagonisme*, 1866, p. 55.

(3) Guéneau de Mussy, *Clinique médicale*, t. I.

(4) Baumès, *Précis des diathèses*, 1853.

(5) Croizet, *Coïncidence du tubercule et du cancer* (*Thèse*, Paris, 1875).

(6) Laveran, art. *Antagonisme*, in *Dict. encyclop.*

(7) Burdel, *Le cancer comme souche tuberculeuse*, Acad. méd. 1869.

présenté entre autres 32 observations détaillées, dont voici le résumé :

En réunissant les deux générations, on voit que 32 cancéreux ont produit 20 cancéreux et 97 tuberculeux ; en d'autres termes, les descendants en ligne directe comprennent 12 0/0 de cancéreux, 59 0/0 de tuberculeux, et 29 0/0 d'indemnes. — A la 3me génération, 4 cancéreux dont 2 nés de parents cancéreux ; le 3me de père tuberculeux, celui-ci fils et frère de cancéreux ; le 4me de père tuberculeux, mais d'une grand'mère tuberculeuse et cancéreuse.

L'hérédité est bien nette pour le cancer ; mais quelle est la cause de la proportion si remarquable des cas de tuberculose ? En supposant même la contagion entre enfants de la même famille, on est encore loin de s'expliquer ce nombre considérable de phthisiques issus de cancéreux, nombre qui est porté à 75 0/0 par les autres observations de M. Burdel. Doit-on admettre ici une de ces coïncidences que peut présenter toute statistique qui ne comprend pas une population étendue ? M. Burdel ne le croit pas, et il conclut que le cancer peut être considéré comme souche de tuberculose ; il établit une loi de transmission héréditaire, et expose une théorie complète.

Les chiffres présentés sont exceptionnels. Ils ne tendent à rien moins qu'à prouver que la proportion de phthisiques nés de cancéreux est supérieure à celle des phthisiques nés de phthisiques, telles que l'indiquent les statistiques plus détaillées de Walshe, Smith, qui ne donnent à l'origine héréditaire qu'une moyenne de la moitié des cas.

Après avoir cru à l'antagonisme, on est arrivé à montrer que les rapports des diathèses étaient assez intimes pour que, suivant Cooke et Sibley, on trouve des antécédents de phthisiques chez le tiers des cancéreux environ. — Holden, sur 7,000 individus donne une proportion de cancers, chez les individus à antécédents tuberculeux, plus faible que celle observée chez ceux auxquels on n'a pas reconnu d'antécédents tuberculeux.

Tous ces travaux aboutissent donc à ce résultat que la tuberculose n'influe pas sur le développement du cancer. Les chiffres de M. Burdel restent comme un appel à de nouvelles statistiques, car l'étude des liens pathologiques qui unissent le cancer et la tuberculose semble devoir entrer dans une voie nouvelle.

La théorie de cet auteur comporte comme arguments importants les faits de transmission observés par lui. Ils ont une grande valeur, mais sont trop resteints pour être concluants ; aux médecins, surtout ceux des petits centres, à venir apporter leur contingent pour l'édification de cette haute question de pathologie.

Nous en avons fini avec notre travail. Malgré les faits, les documents que nous avons eus sous les yeux, c'est moins une étiologie complète de la carcinose que nous présentons, qu'un exposé des *desirata* de la science à cet égard. Nous avons cherché à démêler, au milieu de la masse des influences complexes qui peuvent précéder l'affection, quelle était celle qui jouait un rôle prépondérant ; trop souvent, pour ne pas dire toujours, il nous a été impossible de nous prononcer d'une manière décisive.

Nous croyons simplement avoir résumé l'état actuel de la question : trop heureux, si nous avons pu réussir, d'avoir fait une monographie complète de l'étiologie de la carcinose.

CONCLUSIONS.

I. Le cancer est une maladie de tous les âges. Son maximum de fréquence est de quarante-cinq à cinquante-cinq ans.

II. Il est plus fréquent chez la femme ; elle doit, en grande partie, ce triste privilége à ses organes de génération.

III. La grossesse semble ralentir la marche du cancer, qui est exaspérée par l'accouchement, surtout lorsque celui-ci se renouvelle, et à de courts intervalles.

IV. La mortalité par cancer varie de 6 à 8 p. 100 de la mortalité générale.

V. L'estomac, l'utérus, le foie et les seins sont, par ordre de décroissance, les organes le plus souvent attaqués par le cancer.

VI. Le célibat, la stérilité n'ont pas plus d'influence que la fécondité, sur le développement du cancer de l'utérus. On a exagéré l'importance de l'âge critique ; le plus souvent il y a coïncidence, la ménopause et le cancer se montrant aux mêmes âges.

VII. Le cancer se montre aussi bien à droite qu'à gauche du corps.

VIII. Il n'y a pas de constitution ou de tempérament qui prédisposent au cancer, ou en mettent à l'abri.

IX. L'hérédité exerce une action incontestable. — On hérite de la prédisposition, et non de la diathèse. — Le nombre des générations semblerait augmenter cette prédisposition héréditaire. — Ses effets ne sont pas toujours immédiats, et peuvent sauter une génération.

X. Les cas de cancer sont plus fréquents dans les centres de population, dans les villes, qu'à la campagne.

XI. Ils sont plus fréquents dans la classe aisée que dans la classe pauvre.

XII. Les passions tristes, les affections morales dépressives semblent avoir une réelle importance étiologique.

XIII. Les excès vénériens n'exercent aucune influence.

XIV. L'alimentation insuffisante n'a pour effet que de diminuer la force de résistance de l'organisme, et par là favoriser l'éclosion du mal.

XV. Les ramoneurs, les ouvriers en paraffine et les chauffeurs de fourneaux de mine sont sujets à un cancer professionnel du scrotum.

XVI. La mortalité dans l'armée est cent fois moins forte par le cancer que par la tuberculose.

XVII. Les traumatismes, lents et prolongés surtout, l'irritation locale, sont autant de causes certaines de la carcinose. Mais comment agissent-elles?

XVIII. Le cancer est plus fréquent dans les zones tempérées que dans les régions chaude ou tropicale. Il se rencontre surtout chez les peuples dont les conditions de bien-être sont plus développées.

XIX. L'hiver est la saison la plus défavorable aux cancéreux.

XX. La contagion du cancer est fort possible, quoique non

démontrée; en tout cas elle n'est pas facile, et se ferait dans des conditions encore inconnues.

XXI. Le cancer, non encore inoculé d'une manière positive, est inoculable, très-probablement, entre animaux de même espèce, surtout par le procédé des greffes.

XXII. Il existe un lien de parenté évident entre l'herpétisme et le cancer. Les affections chroniques n'agissent qu'en débilitant l'organisme.

XXIII. Le cancer, distinct dès son origine, ne provient pas de la dégénérescence de tumeurs d'autre nature.

XXIV. La possibilité de coexistence du cancer avec le tubercule est indéniable.

XXV. Peut-être même a-t-on le droit de penser à un rapport de causalité entre les deux maladies.

Nos d'ordre.	NOMS DES ORGANES.	ADULTES. HOMMES. Cas	ADULTES. HOMMES. Décès	ADULTES. FEMMES. Cas	ADULTES. FEMMES. Décès	ADULTES. TOTAL. Cas	ADULTES. TOTAL. Décès	VIEILLARDS. HOMMES. Cas	VIEILLARDS. HOMMES. Décès	VIEILLARDS. FEMMES. Cas	VIEILLARDS. FEMMES. Décès	VIEILLARDS. TOTAL. Cas	VIEILLARDS. TOTAL. Décès	RÉCAPITULATION. HOMMES. Cas	RÉCAPITULATION. HOMMES. Décès	RÉCAPITULATION. FEMMES. Cas	RÉCAPITULATION. FEMMES. Décès	TOTAL GÉNÉRAL. Cas	TOTAL GÉNÉRAL. Décès	OBSERVATIONS.
1	Poumon	4	2	3	3	7	5	»	»	»	»	»	»	4	2	3	3	7	5	
2	Estomac	146	84	105	46	254	130	13	7	49	48	32	25	159	91	124	64	283	155	
3	Intestin	13	7	6	4	19	11	»	»	»	»	»	»	13	7	6	4	19	11	
4	Rectum	11	4	9	2	20	6	»	»	4	4	4	4	11	4	13	6	24	1(	
5	Foie	49	33	36	16	65	49	3	3	4	4	4	4	52	36	37	17	8[illegible]	53	
6	Cerveau	1	1	»	»	1	1	»	»	»	»	»	»	1	1	»	»	1	1	
7	Pancréas	2	1	»	»	2	1	»	»	»	»	»	»	2	1	»	»	2	1	
8	Reins	1	1	»	»	1	1	1	1	»	»	1	1	2	2	»	»	2	2	
9	Vessie	2	2	1	»	3	2	»	»	»	»	1	1	2	2	1	»	3	2	
10	Ovaires	»	»	7	4	7	4	»	»	»	»	»	»	2	2	7	4	7	4	
11	Utérus	»	»	309	64	309	64	»	»	116	66	116	66	»	»	425	130	425	130	
12	Péritoine	»	»	»	»	»	»	1	1	3	2	4	3	1	1	3	2	4	3	
13	Face	30	7	9	»	39	7	2	1	3	»	5	1	32	8	12	»	44	8	
14	Cou	3	»	2	»	5	»	»	»	»	»	»	»	3	2	»	»	5	»	
15	Joue	3	1	1	»	4	1	»	»	»	»	»	»	3	1	1	»	4	1	
16	Œil	2	»	7	1	9	1	»	»	»	»	»	»	2	»	7	1	9	1	
17	Nez	2	»	6	»	8	»	»	»	»	»	»	»	2	»	6	»	8	»	
18	Bouche	»	»	»	»	»	»	2	2	1	1	3	3	2	2	1	1	3	3	
19	Lèvres	47	5	6	»	53	5	»	»	»	»	»	»	47	5	6	»	53	5	
20	Maxillaires	40	9	7	»	47	9	»	»	»	»	»	»	40	9	7	»	47	9	
21	Langue	40	3	»	»	40	3	»	»	»	»	»	»	40	3	»	»	40	3	
22	Parotide	2	»	»	»	2	»	»	»	»	»	»	»	2	»	»	»	2	»	
23	Pharynx	»	2	»	»	2	»	»	»	»	»	»	»	»	»	2	»	2	»	
24	Membre sup.	3	»	2	»	5	»	»	»	»	»	»	»	3	»	2	»	5	»	
25	Sternum	1	»	»	»	1	»	»	»	»	»	»	»	1	»	»	»	1	»	
26	Abdomen	1	1	1	1	2	2	»	»	»	»	»	»	1	1	1	1	2	2	
27	Dos	1	»	»	»	1	»	»	»	»	»	»	»	1	»	»	»	1	»	
28	Reins	1	1	»	»	1	1	»	»	»	»	»	»	1	1	»	»	1	1	
29	Cuisse	3	»	2	»	5	»	2	2	»	»	2	2	5	2	2	»	7	2	
30	Pied	4	1	2	1	6	2	»	»	»	»	»	»	4	1	2	1	6	2	
31	Sein	»	»	99	33	99	33	»	»	1	»	1	»	»	»	100	33	100	33	
32	Verge	3	»	»	»	3	»	»	»	»	»	»	»	3	»	»	»	3	»	
33	Testicule	3	»	»	»	3	»	»	»	»	»	»	»	3	»	»	»	3	»	
		358	165	520	175	978	340	24	47	148	92	172	107	382	182	768	267	1.150	447	Il y a eu 6898 décès généraux.

TABLEAU *B*.

Statistique des Hôpitaux de Paris (1862).

Nos d'ordre	NOMS DES ORGANES.	ADULTES. HOMMES. Cas	Décès	FEMMES. Cas	Décès	TOTAL. Cas	Décès	VIEILLARDS. HOMMES. Cas	Décès	FEMMES. Cas	Décès	TOTAL. Cas	Décès	RÉCAPITULATION. HOMMES. Cas	Décès	FEMMES. Cas	Décès	TOTAL GÉNÉRAL. Cas	Décès	OBSERVATIONS.
1	Poumon	»	»	1	1	1	1	»	»	»	»	»	»	»	»	1	1	1	1	
2	Plèvre	2	2	»	»	2	2	»	»	»	»	»	»	2	2	»	»	2	2	
3	Estomac	37	80	97	49	231	129	6	5	15	42	21	47	143	85	142	61	255	146	
4	Œsophage	»	»	2	1	2	1	»	»	»	»	»	»	»	»	2	1	2	1	
5	Intestin	11	5	8	6	19	11	2	2	1	1	3	3	13	7	9	7	22	14	
6	Rectum	21	11	7	2	28	13	2	2	3	2	5	4	23	13	10	4	33	17	
7	Foie	26	20	38	22	64	42	1	1	4	4	5	5	27	21	42	26	69	47	
8	Pancréas	1	1	3	2	4	3	»	»	1	1	1	1	1	1	4	3	5	4	
9	Reins	1	»	1	21	2	1	»	»	»	»	»	»	1	»	1	1	2	1	
10	Vessie	1	»	1	1	2	1	2	2	»	»	2	2	3	2	1	1	4	3	
11	Utérus	»	»	443	101	43	102	»	»	90	60	90	60	»	»	533	162	533	162	
12	Péritoine		»	3	1	4	1	»	»	»	»	»	»	1	»	3	1	4	1	
13	Face	16	6	6	»	22	6	»	»	»	»	»	»	16	6	6	»	22	6	
14	Cou	3	3	»	»	3	3	»	»	»	»	»	»	3	3	»	»	3	3	
15	Joue	6	1	1	»	7	1	»	»	»	»	»	»	6	1	1	»	7	1	
16	Œil	3	»	6	»	9	»	7	»	5	»	»	»	10	5	6	»	16	5	
17	Nez	»	»	»	»	»	»	1	1	4	»	5	1	1	1	4	»	5	1	
18	Lèvres	21	5	1	»	22	5	2	»	»	»	2	»	23	5	1	»	24	5	
19	Maxillaires	2	»	1	»	3	»	2	2	»	»	2	2	4	2	1	»	5	2	
20	Langue	4	1	1	1	5	2	2	1	»	»	2	1	6	2	1	1	7	3	
21	Pharynx	2	»	»	»	2	»	»	»	»	»	»	»	2	»	»	»	2	»	
22	Aisselles	1	»	1	»	2	»	»	»	1	»	1	»	1	»	2	»	3	»	
23	Membre sup.	6	1	2	»	8	1	»	»	»	»	»	»	6	1	2	»	8	1	
24	Sternum	1	»	»	»	1	»	»	»	1	1	1	1	1	»	1	1	2	1	
25	Abdomen	1	»	»	»	1	»	»	»	»	»	»	»	1	»	»	»	1	»	
26	Aine	3	»	»	»	3	»	»	»	»	»	»	»	3	»	»	»	3	»	
27	Pubis	1	»	»	»	1	»	»	»	»	»	»	»	1	»	»	»	1	»	
28	Périnée	1	»	»	»	1	»	»	»	»	»	»	»	1	»	»	»	1	»	
29	Membre inf.	7	1	1	»	8	1	2	2	»	»	2	2	9	3	1	»	10	3	
30	Seins	1	1	35	7	36	8	»	»	3	2	3	2	1	1	38	9	39	10	
31	Verge	2	1	»	»	2	1	»	»	»	»	»	»	2	1	»	»	2	1	
32	Vulve	»	»	»	»	»	»	»	»	1	1	1	1	»	»	1	1	1	1	Il y a eu 7.673 décès généraux.
33	Divers	7	2	2	»	9	2	»	»	»	»	»	»	7	2	2	»	9	2	
		289	141	664	196	950	337	29	18	129	84	158	102	318	159	790	280	1.408	439	

TABLEAU C. *Statistique des Hôpitaux de Paris* (1863).

Nos d'ordre.	NOMS DES ORGANES.	ADULTES. HOMMES. Cas	Décès	FEMMES. Cas	Décès	TOTAL. Cas	Décès	VIEILLARDS. HOMMES. Cas	Décès	FEMMES. Cas	Décès	TOTAL. Cas	Décès	RÉCAPITULATION. HOMMES. Cas	Décès	FEMMES. Cas	Décès	TOTAL GÉNÉRAL. Cas	Décès	OBSERVATIONS.
1	Poumon.	1	1	»	»	1	1	»	»	»	»	»	»	1	1	»	»	1	1	
2	Estomac	130	82	88	48	218	130	6	4	6	5	12	9	136	86	94	53	230	139	
3	Œsophage . . .	2	2	2	2	4	4	»	»	»	»	»	»	2	2	2	2	4	4	
4	Intestin.	8	7	15	12	23	19	»	»	»	»	»	»	8	7	15	12	23	19	
5	Rectum.	23	9	29	12	52	21	»	»	»	»	»	»	23	9	29	12	52	21	
6	Foie	44	26	38	30	82	56	1	1	1	1	2	2	45	27	39	31	84	53	
7	Rate.	1	1	1	1	2	2	»	»	»	»	»	»	1	1	1	1	2	2	
8	Vessie	2	2	»	»	2	2	2	2	»	»	2	2	4	4	»	»	4	4	dont 2 enfants.
9	Utérus	»	»	408	87	408	87	»	»	107	62	107	62	»	»	515	149	515	149	
10	Péritoine	2	2	2	2	4	4	»	»	»	»	»	»	2	2	2	2	4	4	
11	Abdomen	4	2	3	2	7	5	»	»	»	»	»	»	4	2	3	2	7	5	
12	Face.	21	6	15	3	36	9	»	»	»	»	»	»	21	6	15	3	36	9	
13	Cou	4	3	2	1	6	4	»	»	1	1	1	1	4	3	3	2	7	5	
14	Œil	11	»	6	»	17	»	»	»	3	»	3	»	11	»	9	»	20	»	
15	Nez	19	»	4	1	14	1	1	1	1	»	2	1	11	1	5	1	16	2	
16	Oreille.	»	»	1	»	1	»	»	»	»	»	«	»	»	»	1	»	1	»	
17	Lèvres	49	7	3	»	52	7	2	»	»	»	2	»	51	7	3	»	54	7	
18	Maxillaires. . . .	21	6	5	1	26	7	»	»	»	»	»	»	21	6	5	1	26	7	
19	Langue.	22	5	1	1	23	6	»	»	»	»	»	»	22	5	1	1	23	6	
21	Parotide	5	2	1	»	6	2	1	1	»	»	1	1	6	3	1	»	7	3	
20	Pharynx	5	2	1	»	6	2	1	1	»	»	1	1	6	3	1	»	7	3	
22	Larynx	1	»	2	2	3	2	»	»	»	»	»	»	1	»	2	2	3	2	
23	Aisselle	5	2	3	2	8	4	»	»	1	1	1	1	5	2	4	3	9	5	
24	Membre sup. » .	6	2	5	2	11	4	»	»	»	»	»	»	6	2	5	2	11	4	
25	Côtes.	1	»	»	»	1	»	»	»	»	»	»	»	1	»	»	»	1	»	
26	Aine	1	1	1	1	2	2	»	»	»	»	»	»	1	1	1	1	2	2	
27	Membre inf. . .	4	2	5	1	9	3	»	»	1	»	1	»	4	2	6	1	50	[illegible]	
28	Seins.	1	»	144	22	145	22	»	»	5	3	5	3	1	»	149	25	120	25	
29	Prostate	1	1	»	»	1	1	2	2	»	»	2	2	3	3	»	»	3	3	
30	Penis.	2	2	»	»	2	2	»	»	»	»	»	»	2	2	»	»	2	2	
31	Testicule	10	4		»	10	4	»	»	»	»	»	»	10	4	»	»	10	4	
32	Vulve	»	»	1	»	1	»	»	»	»	»	»	»	»	»	1	»	1	»	
33	Divers	43	2	13	1	26	3	3	2	»	»	3	2	46	4	13	1	29	5	Il y a 7.932 décès généraux.
		410	18	769	234	1179	405	19	14	126	73	145	87	429	195	895	297	1.324	492	

TABLEAU *D.* *Résumé synoptique des expériences*

Numéros.	NOMS DES EXPÉRIMENTATEURS.	DATES.	ANIMAL EMPLOYÉ.	MATIÈRE INOCULÉE.	MANUEL OPÉRATOIRE.	RÉGION.	GENRE DE MORT.	DURÉE DE L'EXPÉRIENCE.	AUTOPSIE.	RÉSULTATS quant aux cancers
1	Peyrilhe	1772	Chien	Mamelle cancér.	Injection	Dos	Artificielle	»	»	Rien.
2	Alibert	17 oct. 1808.	lui-même	Sein canc.	Inoculation	Bras		8 jours		id.
3	id.	24 oct. 1808.	id.	id.	id.	id.		id.		id.
4	Langenbeck	30 juin 1839.	Chien	C. de l'humérus	Injection	Veine fémorale.	Artificielle	63 jours	Tumeurs dans les lobes du poumon.	*Cancer ?*
5	id.	»	id.	C. utérus	id.	id.	id.	60 jours	id.	id.
6	Follin et Lebert.	28 nov. 1848.	id.	Ganglions de l'aisselle.	id.	Veine jugulaire.	id.	14 jours	Granulations dans le poumon.	id.
7	Weber	»	id.	Fongus médullaire.	Inject. et greffe.	Veine fémorale, dos.				Rien.
8	id.	»	Chat	C. maxill. sup.	Greffe	Plat de la cuisse.	Naturelle	16 jours	Œdème pulmonaire	id.
9	Billroth	»	Chien	id.	Inoculation	Nez	id.	3 mois	»	id.
10	id.	»	id.	id.	Greffe	Dos	Artificielle	3 mois	»	id.
11	id.	7 janv. 1866.	id.	Sarcome dos	id.	id.	id.	3 mois 1/2	»	id.
12	id.	21 oct. 1866.	id.	Caninome	Injection	Veine jugulaire.	id.	3 mois	»	id.
13	id.	24 oct. 1866.	id.	C. maxill. sup	id.	id.	id.	2 mois 1/2	Petits nodules dans les poumons.	id.
14	id.	31 oct. 1866.	id.	C. rectum	id.	id.	id.	id.	»	id.
15	id.	11 nov. 1866.	id.	Ganglions de l'aisselle.	id.	id.	id.	2 mois	Petits nodules.	id.
16	id.	»	id.	C. fibro-plastiq.	id.	id.	id.	3 mois	»	id.
17	Goujon	1866	Rat-bl.	C. testicule.	Greffe	Dos	Naturelle	2 mois	Tumeurs adhérentes au sternum.	*Cancer ?*
18	id.	17 mai 1866.	Cobaye	C sein	id.	R. cervicale.	id.	25 jours	Adénite. T. locale.	id.
19	id.	»	Lapin	id.	id.	Cuisse	id.	3 jours	Phlegmon	Rien.
20	id.	»	Chien	id.	Injection	Veine fémorale.		Disparu au b de 2 mois.	»	id.
21	id.	»	Cobaye	C. d'un cobaye.	Greffe	Dos	Naturelle	15 jours	Noyaux cancéreux	*Cancer ?*
22	Cohn	»	Chien	C. colloïde.	Injection	Veine jugulaire.	Artificielle	15 jours	Noyaux sous-pleuraux.	id.
23	Lebert	19 nov. 1866.	Lapin	Ostéo-sarcome.	Inoculation	Nuque	Naturelle.	27 jours	Catarrhe pulmonaire.	Rien.
24	id.	1er nov. 1866.	id.	id.	Injection	Patte	id.	20 jours	Septicémie	id.
25	id.	1er juin 1866.	id.	C. œsophage.	id.	Nuque.	id.	2 mois.	Abcès	id.
26	id.	19 janv. 1866.	id.	C. foie	id.	Oreille droite	id.	17 jours	id.	id.
27	id.	25 août 1866.	id.	Ganglions rétropéritonéaux.	id.	Nuque.	Artificielle	4 mois	»	id.
28	id.	22 janv. 1867.	id.	C. estomac.	id.	id.	Naturelle.	8 jours.	»	id.
29	Doutrelepont.	»	Lévrier.	C. mammaire.	Inoculation	Cavité abdomin	id.	6 semaines	Embolies	id.
30	id.	»	Ratier	id.	id.	id.	id.	1 jour	Péritonite.	id.
31	id.	»	Lapin	id.	Greffe.	Adducteurs	id.	1 mois	Pyohémie	id.
32	id.	»	id.	id.	Inoculation	Cavité abdomin	id.	3 semaines	Péritonite.	id.
33	id.	»	Chien	id.	Greffe	Plaies de jambes	Artificielle	»	»	id.
34	id.	»	Cobaye.	id.	id.	Nuque	id.	»	»	id.
35	Liouville	23 mai 1872.	id.	C. utérus	Injection	Dos	Naturelle	8 mois.	Granulations. Adénite.	id.
36	id.	8 janv. 1874.	id.	C. foie	id.	id.	id.	1 jour		
37	id.	1er avril 1874.	id.	C. médiastin	Inoculation	R. lombaire	Artificielle	2 mois.	»	Rien
38	Salle	25 juin 1876.	Chien	C. mammaire.	id.	R. cervicale	id.	22 jours	»	id.
39	id.	29 juin 1876.	Lapin	id.	Injection	Base d'oreille	Naturelle	17 jours	»	id.

TABLE DES MATIÈRES.

Paris. — Imprimerie de E. DONNAUD, rue Cassette, 9.

www.ingramcontent.com/pod-product-compliance
Ingram Content Group UK Ltd.
Pitfield, Milton Keynes, MK11 3LW, UK
UKHW021045230726
13926UKWH00004B/1665